老けない、太らない、病気にならない
24時間の過ごし方

根来秀行

GENTOSHA

Dedicated to

Hisao, Chiwako, Yoshie, Akiko,

Machiko, Nicolas, Timothée

and Alexandre Negoro.

はじめに

「若々しく健康なまま長生きする」夢がかなう

紀元前二五九年に生まれた秦の始皇帝は、不老不死の薬を求めて、日本にまで学者を寄越したといわれています。より若く、健康に生き続けることは、いつの時代の権力者にとっても究極の願いでした。他方、飢餓、病気、貧困があたりまえだった時代、庶民は生きるだけで必死でした。

だれもが「ただ長生きするだけでなく、いつまでも若い輝きを保ったまま、生きていたい」と願うようになったのは、ここ二〇年ほどの話です。

科学者の間では、「ｉＰＳ細胞など再生医療の研究がもっと進み、臓器を交換できるようになれば、人は八〇〇歳ぐらいまで生きられる」などという説も出てきました。

これはちょっと大袈裟《おおげさ》な話ですが、「人は一二五歳までは生きられる」という主張は、かなり現実味を帯びています。ただ長生きするだけでなく、**クオリティ・オブ・ライフ（QOL　命、人生、生活の質）が保たれた時間をいかに延ばすか**が、これからますます重要になってきます。

「QOLを高める」とは個人の願いであるだけでなく、社会のニーズでもあります。

たとえば、みんなが平均的に健康になり、「現役の時間」が延長できれば、ビジネスパーソンの定年を六五歳から八〇歳に延長できるようになります。その年代の人を生産人口としてカウントできるようになれば、少子化の問題も解決します。医療費も減らせます。

八〇歳までが「現役の時間」であれば、六五歳からの一五年を「仕事を離れて人生を豊かにする現役の時間」とし、完全リタイアして老後を迎えるのはそのあとでという、選択肢も出てきます。選択肢が増えれば社会に多様性が生まれ、文化も育っていくはずです。

健康長寿は個人の幸せだけでなく、社会も変えていくのです。

こうしたことをふまえて本書がお伝えしたいのは、ただの「長生き法」でもなく

「健康法」でもありません。「クオリティ・オブ・ライフが保たれた時間」をいかに延ばしていくか。これが本書のテーマです。

アンチエイジングとは病気にならないための究極の医学

神に願ったり、あるはずもない秘薬を探したりするものだった「不老不死」。医学として研究されるようになったのはごく最近です。一九五六年、デンハム・ハーマン博士が「フリーラジカル（活性酸素）仮説」を立てたのがきっかけでした。簡単にいえば、「人間の身体を錆《さ》びさせる物質があり、それが老化を進める」という考え方ですが、当時はまだまだ漠然としており、科学的な根拠は乏しいものでした。

一九九〇年、ダニエル・ルードマン博士が「成長ホルモンを注射すると筋肉が増えて脂肪が減る」という現象を観察し、それを「アンチエイジング効果」と呼びました。アメリカのアンチエイジング学会（米国抗加齢医学会）ができたのは一九九二年。日本の抗加齢医学会は二〇〇一年。学問としてはかなり新しい分野です。実際、今の医学生が学ぶ教科書に「アンチエイジング医学」という科目はありませんし、内科や外科のような診療科目にもなっていません。

また、これまでアンチエイジングというと、きちんとした学問というより、美容法と結びつき、商業的な面が独り歩きしていた感があります。

しかし今や**アンチエイジングは、若さや美にこだわる女性だけのものではありません。**アメリカでは「アンチエイジング領域の研究に科学的に取り組もう」という動きがさかんになり、私の周辺だけでも、画期的な研究成果が続々と出ています。たとえば、ハーバード大学ポール・グレン財団のメンバーである、マサチューセッツ工科大学（ＭＩＴ）のレオナルド・ガレンテ教授のグループが、一九九九年に長寿遺伝子（サーチュイン遺伝子）を発見したのも、その一つです。私も同グループと共同研究を進めています。また、親友のハーバード大学教授、ジャック・ショスタク博士は、寿命に大きくかかわるテロメアの発見をして、二〇〇九年にノーベル医学・生理学賞を受賞しました。

病気になったらどうするかではなく、病気にならないためには、どうすればいいのか。老化を抑える睡眠、食事、運動、生活習慣とは何か。アンチエイジングとは究極の予防医学であり、健康長寿のための医療なのです。

健康長寿の秘密は遺伝子に書きこまれている

健康長寿を実現するための、最も重要なカギは何でしょうか。それは、体に本来備わっている力を最大限に引き出すこと、そして、体本来の力が低下することをできるだけ防ぐことです。その拠りどころになるのが「遺伝子」です。

遺伝子とは、想像を絶する長い年月をかけて私たちの体内に獲得された情報です。**遺伝子は、生物が勝ちとった、生き抜くための知恵の集大成ともいえます。**遺伝子には、健康に生きるための秘密がすべて書きこまれているのです。本書では、たくさんある遺伝子のうち、**体本来の力を引き出す拠りどころとなる時計遺伝子、長寿遺伝子**に焦点をあてて解説します。

一方、遺伝子に記された情報に基づいて体全体をコントロールする役割を担っているのが、ホルモンと自律神経という体の二大システムです。この二大システムをベストな状態に持っていくことこそ、最善の健康法といえます。

本書では二大システムをベストな状態に持っていくための、具体的な方法をお話ししていきます。

避けられない老化と避けられる老化

そもそも老化とは何でしょうか。

健康寿命を縮める老化には、大きく分けて「生理的な老化」と「病的な老化」の二つがあります。

「生理的な老化」とは、自然に年をとっていくことです。地球上に存在するすべての生命は、誕生→老化→死という順番をたどります。永遠にたくさんの実をつけるリンゴの木がないように、人間も年齢とともに、細胞の数やホルモン分泌が少しずつ減っていきます。これは生命の正常な営みの別の側面ともいえます。現状の医学では避けることができない老化です。

「病的な老化」の代表は糖尿病や心臓病などの病気ですが、これだけではありません。外部からマイナスの要因が加わって起きる老化、たとえば、紫外線によって皮膚がダメージを受けることも、アンチエイジングの世界では「病的な老化」と呼びます。

また、ある種の食べものは、消化される過程でフリーラジカルを生みます。フリーラジカルは細胞を攻撃し、それが積み重なるとがんが生まれます。これも病的な老化です。喫煙や飲酒、過度の運動など、体に過剰な負荷をかけても、病的な老化が起きます。

病的な老化が進むと、体本来の力が低下してしまいます。ですが、**病的な老化は、進行を予防したり治療したりすることができます。**睡眠を七時間きちんととるだけでも（詳しくはのちほど説明します）、体にかかる負荷を減らせます。病的な老化の要因を一つ一つなくしていくことで、体本来の力が回復する、すなわち「老けずにいられる」のです。

病的な老化をコントロールするうえでは、「不得意分野をつくらない」ということも大切です。たとえばお酒をたくさん飲む人は、肝臓が不得意分野になってしまう可能性があります。

不得意分野は人それぞれ、何かしらあります。問題なのは、一つの分野だけ、ぐっと落ちこんでしまうこと。国語が苦手な生徒が英語も苦手になり、授業に身が入らなくなったら、得意だったはずの数学の成績も下がって、勉強自体が嫌いになった——こんなマイナスのドミノ倒しは避けなければなりません。

《「〜だけ」で健康になる》ことはありえない

私は、日々患者さんを診療する臨床医であり、同時に、研究者、教育者でもあります。本書ではその立場から、アンチエイジングの最新研究データに基づく情報をふまえ、科学的根拠のある、本当に役立つ健康のアドバイスをしていきたいと思います。

本書では以下のような四つのアプローチをしていきます。

第1章は老化のカギを握る「時計遺伝子」と「長寿遺伝子」という二つの遺伝子について。

第2章は身体の再生システムである、ホルモンと自律神経について。

第3章は実践編です。一日二四時間というタイムスパンで、健康長寿を実現するためにはどう過ごしたらいいかについて、具体的に解説します。

そして第4章では、一生というタイムスパンではどうすればいいかを解説します。細胞の寿命を決めるテロメアについて、また、年をとると細胞や臓器にはどのような変化が起きるのか、それが目に見える老化や身体の衰えにどう結びつくのか。血管、脳、筋肉、骨、肌、臓器を「長持ち」させる秘訣についてお話しします。


本書の大前提として理解していただきたいのは、健康長寿のカギを握るのは「マネジメント」だということです。

たとえば、長寿遺伝子が健康長寿のカギを握るというのは事実です。しかし、長寿遺伝子「だけ」が健康長寿のカギを握るというのは誤りです。したがって、**長寿遺伝子をONにする健康法「だけ」を実践すれば健康になるわけではありません。**

また、交感神経、副交感神経などの自律神経の働きが、健康長寿と深いかかわりがあるのは事実です。しかし、副交感神経の働き「だけ」を高めればいいというのも誤りです。**副交感神経の働き「だけ」高めれば健康になるわけではありません。**

一つのトピックだけに注目するのではなく、いろいろな選手がいるチームをマネジメントするように体を管理する。これにより体本来の素晴らしい力を引き出していく。これが本書の基本の考え方であり、健康長寿を実現するための唯一にしてベストの方法だというのが、私の持論です。

一人のスター選手に頼ってほかの選手をないがしろにするチームは、長期的に見て強くなれません。全員に役割があり、すべては全体のバランスだということは、スポーツに限りません。会社も、趣味の会も同じです。料理やファッションにしても、一品だけ豪華なもの、一点だけいいものを持ってくるより、全体のバランスが大切です。

メンバーの得意・不得意を知り、一番よいタイミングに、一番活躍できる人を登場させる。これが優秀な監督の仕事です。監督を務めるのはもちろんあなたです。本書でお話しする方法を実践して、ぜひ体の素晴らしい力を引き出し、若さを長持ちさせていただきたいと思います。

老けない、太らない、病気にならない24時間の過ごし方　目次

第1章

（遺伝子が教えるアンチエイジングの秘密）

2 これが真実！　長寿遺伝子の本当の働き

第2章

すぐに役立つホルモン・自律神経入門

第3章 老けない、太らない、病気にならない24時間

1 老けない、太らない、病気にならない体をつくる朝の過ごし方

2 老けない、太らない、病気にならない体をつくる昼の過ごし方

3 老けない、太らない、病気にならない体をつくる夜の過ごし方

4 老けない、太らない、病気にならない体がつくられる睡眠中の時間割

5 生活が不規則な人のための挽回法

第4章 脳・骨・肌・臓器を長持ちさせる

装丁　荻原弦一郎（デジカル）
写真　片桐圭
編集協力　青木由美子
ＤＴＰ　美創

第1章

遺伝子が教える
アンチエイジングの秘密

1 こんなことがわかった！ 時計遺伝子の驚きの働き

脳に「親時計」、全身の細胞一つ一つに「子時計」

健康長寿を実現するために、まず意識してほしいのが時計遺伝子です。

地球は約二四時間の周期で自転しており、昼と夜が交互にやってきます。人間だけでなく、地球上のあらゆる生物が、これに適応するための生体リズムをつくりだす体内時計を持っています。これをサーカディアンリズムと呼びます。「サーカディアン」とは、「およそ一日」という意味のラテン語に由来します。

人間のサーカディアンリズムは長い間、約二五時間といわれてきましたが、最新の研究では二四時間一一分であることがわかりました。これは、私のハーバード大学での同僚で、睡眠医学の世界的権威であるチャールズ・ツァイスラー教授の研究によるものです。いずれにせよ、地球の自転周期より長いのがポイントで、この**生体リズムを生む体内時計をコントロールするのが、時計遺伝子です。**

生物のサーカディアンリズムについて、遺伝子レベルで解明されてきたのはここ二〇年ほどの話です。ヒトゲノムプロジェクトによって、時計遺伝子の研究が急速に進んだのです。

ここでわかった大事なことの一つは、体内時計は、脳の視交叉上核《しこうさじょうかく》という場所にあるということ。視交叉上核とは、左右の視神経が交差するあたりで、およそ一万個の神経細胞でできています。これらの細胞は四種類の時計遺伝子が中心になって働く「時計細胞」です。視交叉上核とは、いってみれば「時計細胞」のかたまりです。

さらに最近になって、心臓にも肺にも皮膚にも、全身の細胞一つ一つに時計遺伝子があることがわかりました。

脳の視交叉上核にオーケストラでいう指揮者にあたる「親時計」があり、全身のすべての細胞にはオーケストラメンバーである「子時計」があって、その二つが連動して「体内時計」ができている。体内時計については、こんなイメージでとらえるといいでしょう。

体内時計はどんな仕組みで動いているのか

では時計遺伝子はどのようにして体内時計を動かしているのでしょうか。その仕組みを説明します。

今私たちの身の回りにある時計の大部分はクォーツ（水晶）時計です。クォーツに電圧を加えると規則的に振動してリズムを刻み、それが時刻として表示されます。

体内時計で、クォーツの役割を果たしているのは時計遺伝子です。時計遺伝子からは時計たんぱくというたんぱく質がつくられます。**時計たんぱくが規則的に増えたり減ったりすることが、体内時計のリズムになる**のです。

もう少し詳しくいうと、クロックとビーマル1という時計遺伝子のスイッチがONになると、それぞれの時計たんぱくがつくられます。時計たんぱく・クロックとビーマル1はピリオドとクライという時計遺伝子をONにし、それぞれの時計たんぱくの合成を促します。時計たんぱく・ピリオドとクライは、クロックとビーマル１の遺伝子をＯＦＦにする働きがあるので、時計たんぱく・ピリオドとクライが増えてくると、時計たんぱく・クロックとビーマル１が減ってきます。すると時計たんぱく・ピリオドとクライが減ってくるので、再びクロックとビーマル１の遺伝子がＯＮになり、それぞれの時計たんぱくが増えてきます。この一連の増減には二四時間一一分の周期があり、これが体内時計のリズムのもとになっているのです。

このような時計遺伝子は全身の細胞にありますが、脳の視交叉上核には先ほどお話ししたように、時計遺伝子が中心になって働く時計細胞といわれる細胞が一万個も集まっています。そのため、強いリズムが刻まれ、「親時計」となって、体内時計をコントロールするのです。

親時計は朝に太陽の光を浴びるとリセットされる

人間のサーカディアンリズムは一日二四時間一一分。でも一日は二四時間ですから、時間合わせをしないで放っておくと、体内時計は地球のリズムからどんどんずれていってしまいます。

この時間合わせの役割を果たすのが、朝起きて浴びる太陽の光です。朝の光によって親時計がリセットされ、体内時計は新しいリズムを刻み始めるのです。

リセットされた親時計は、すぐに二つのシグナルを出します。

一つは、脳の松果体《しょうかたい》という場所へのシグナルです。

松果体は、メラトニンという、睡眠を促すホルモンを分泌しています。

親時計が松果体にシグナルを送ると、メラトニンの分泌がストップし、それと同時に、その約一五時間後にメラトニンが増えるスイッチが押されます。**良質な睡眠のためのスイッチは、すでに朝、押されている**ということです。

朝六時に起きて光を浴びると、夜九時頃からメラトニンの分泌が始まり、夜中の三時ぐらいが分泌量のピーク。それから朝にかけてまた少しずつ減っていきます。そして起床すると朝の光で親時計が再びシグナルを出します。このようにして、地球のリズムと人間のリズムがうまく連動しているのです。

もう一つは、子時計へのシグナルです。

親時計からのシグナルは、自律神経をとおして全身の子時計に伝えられます。これによって全身の細胞の子時計が時間合わせされ、血圧、体温、代謝などが上がったり下がったりします。

自律神経は、あとで説明するように、自分の意思と無関係に働く神経ですが、自律神経を調整する役割を担っているのも時計遺伝子です。

子時計を正確に働かせる三つのスイッチ

子時計の時間を合わせるスイッチは三つあります。

一番目は親時計からのシグナルです。朝の光で親時計のスイッチが入ったとき自律神経をとおして送られてくるものなので、朝、日の光を浴びたときに働きます。

しかし、地球と人間の時差を正確に調整するためには、何度もこまめに時間合わせをする必要があります。そこで人間は長年の習慣から、ほかのスイッチも持っているのです。

二番目のスイッチとなるのは食事です。食事をとると、血液中に栄養素が増えたり体温が上がったりと、代謝の変化が起きます。これが子時計に直接働くスイッチとなります。特に重要なのが朝食です。体内時計のリズムを整えるには、たんに朝食をとるだけでなく、起床後一時間以内に朝食をとることが必要です。また、一日三食を規則正しく同じ時間にとることも、子時計の精度を上げるためには重要です。

三番目のスイッチは運動です。体を動かすと、骨格筋にある「PGC1」というたんぱく質が増加し、子時計のスイッチを押します。スポーツのような運動でなくても、毎朝同じ時間に歯を磨いて顔を洗うといった、日常の習慣的な動作もスイッチになって、子時計を微調整してくれます。

体内時計が乱れると体にどんな悪影響があるのか

身体のさまざまな機能は、あらかじめ働く時間が決まっています。どのようなホルモンがどの時間帯に分泌されるか。血液はどの時間帯に固まりやすくなるか。代謝はどの時間帯に活発になるか。そのほか、自律神経のメリハリ、体温などの調節機能を含めて、すべての機能にあらかじめ決められたリズムがあります。この体内時計をコントロールしているのが時計遺伝子なのです。

朝の光で親時計がリセットされ、朝食で子時計のスイッチが入れば、正しいリズムどおりに体は機能します。

もし「朝二時間も寝坊した！」となって親時計がリセットされず、さらに「朝食を抜いた！」で子時計も調整されずに一日をスタートすると、体内時計が乱れ、さまざまな機能が働く時間も乱れます。徹夜や睡眠不足も体内時計を狂わせます。**体内時計の乱れの蓄積は、身体の不調やメンタルの不調、病気や老化の原因となるのです。**

まさに「朝が一日を決める」といっても過言ではありません。

いったんリズムが乱れると、一時間直すのに約一日かかるともいわれています。たとえば時差が一〇時間ある場所に行くと、時差ぼけが治るまで一〇日かかるということです。

「どうしても忙しくて、一晩だけ徹夜をした」というならまだしも、リズムが崩れた生活が二日、三日と続くと、マイナス要因が増えていきます。夜と昼を逆転させて働くシフトワーカーには、がんや生活習慣病が多いという統計もあります。

また、電気の普及により夜も明るい生活を送れるようになり、さらに最近のコンビニエンスストアの普及、IT革命などによって、私たちの生活環境は大きく変わってきました。

夜に人工的な強い光を浴びると、親時計が勘違いして、メラトニンを抑えるシグナルを出します。すると、順調に時を刻んできた体内時計は一時間ほど後退し、地球のリズムとのずれが大きくなってしまいます。パソコンや携帯電話、スマホ、コンビニエンスストアの光は親時計に影響を与えるだけの強さがあるので、当然、睡眠にも大きな影響を与えます。

摂取カロリーは減っているのになぜ肥満が増えたのか

食事と体内時計の関係についてもう少しお話ししましょう。

食事でカロリーを過剰にとると、ためこまれて脂肪になるというデメリットがあります。しかし、**食事を抜いて子時計のスイッチが入らないと、体の機能がうまく働かなくなるというもっと大きなデメリットがあります。**

厚生労働省の「国民健康・栄養調査」によると、二〇〇四年の日本人の一日のエネルギー摂取量は、平均一九〇〇カロリーほど。食事が十分にとれなかった一九四〇年代より少ない値です。

にもかかわらず、多くの人が生活習慣病や肥満に悩んでいるのはなぜでしょうか。原因はいくつか考えられます。一つは、ライフスタイルの変化により一日の活動量が減り、必要なカロリーも低下したことです。

もう一つ私が大きな原因だと考えているのは、食生活の乱れです。食事のバランスが悪いと、体は欠けている栄養素を補おうとするのでなかなか満腹にならず、カロリーも消費されにくくなります。「〇〇だけ食べるダイエット」というのがあまり効果をもたらさないのは、このためです。また、食生活の欧米化が進んで、肥満につながりやすい高脂肪食をとる人が増えているというデータもあります。

そして気になるのは、食事のタイミングが悪く、三食を規則正しくとっている人が激減しているということです。特に、朝食をとっていない人の割合が急増しているのは大問題です。

食事はなぜ「一日三回」がいいのか

体内時計を整えるためには、規則正しい食事をし、全身の子時計のリズムを合わせることが大切です。

また**決まった時間に食事をとるだけでなく、カロリーのバランス配分も重要**です。

先ほども登場したビーマル1という時計遺伝子には、脂肪をためこむ酵素を増やし、脂肪を分解してエネルギーに変換する酵素を減らす働きがあります。

ビーマル1の値は午前六時頃に下がり、午後三時頃まで比較的低い値で推移します。その後、少しずつ上昇し、午後九時を過ぎるとかなり高くなります。そして午前二時頃までは高い値のまま推移し、朝にかけて再び低下していきます。

これは、**同じカロリーのものを食べても、昼より夜のほうが脂肪になりやすい**ということを意味しています。夜は朝までの飢餓状態に備えて、ビーマル1が、体を脂肪ためこみモードにするのだと考えられています。

ですので、一日のカロリー配分を考えると、朝昼夕で三等分、もしくは朝から昼にかけて多めに食べるといいでしょう。昼は活動量が多いので、多少多めに食べても消費されます。どうしても甘いもの、カロリーの高いものを食べたいときは、午後三時あたりまでに食べ終えるようにしましょう。

逆に、午後一〇時〜午前二時は、体が脂肪ためこみモードになり、とても太りやすい時間帯です。もともと「夕食が一番高カロリー」という食生活の人が多いのに加えて、最近は、ライフスタイルが夜型にシフトしているため、夜の九時以降、ひどい場合は寝る前に食べる人も少なくありません。これは百害あって一利なしです。

残業の多いビジネスパーソンや、ナイトゲームがあるプロ野球選手など、どうしても**普通の時間に夕食がとれない人には、仕事の前後で分食する**ことをおすすめします。

夕方、夜の仕事の前にサラダと主食（おにぎりなどの炭水化物）をとり、仕事後はサラダとおかず（大豆製品、卵、魚、肉などのたんぱく質）をとるという方法です。これだけの工夫でも、体内時計のリズムが乱れるのを防いで、太りにくくなります。

朝食を抜くと太りやすい体になる

さらに大事なのは、朝食を決して抜かないということです。

「寝起きは食欲がないので、朝食は抜いて朝昼兼用のブランチをたっぷり食べよう」

「朝は抜き、日中は簡単なものですませて、夜にしっかり食べる」

健康長寿を目指すのであれば、こうした食事スタイルはなんとしてでも避けるべきです。

第2章でお話しするように、睡眠中も体はちゃんと活動しています。睡眠中の身体はいわば「再生工場」で、昼間に稼働して傷ついたりした臓器を、ホルモンがメンテナンスしています。脳も働いており、エネルギーとして糖分を使っています。睡眠中は栄養が補給されず消費一方なので、**朝起きたときの体は、車でいえばガス欠状態**です。昼間の活動に備えて、すみやかに栄養を補給する必要があります。

体内時計を整えるという意味でも、朝食はとても重要です。前述したとおり、光でリセットされる親時計と、食事でスイッチが入る子時計、この二つのリズムが同調して体内時計が正しく動き始めることが大切だからです。最近の研究では、「最も長い空腹時間のあとの食事ほど、体内時計のリズムを整える効果がある」ことがわかってきました。

また、これはまだ研究途上ですが、**朝食をとらないと、時計遺伝子が「飢餓になる危険なシグナル」をキャッチして、夜のためこみモードが、昼の消費モードに切り替わらない**という説も出てきています。これは、朝食をとらないと、太りやすい体になる可能性があるということを示しています。

朝食抜きが体に悪いことが数々の調査で明らかに

食事で体内時計が整うという話をすると、「まるで腹時計ですね」という人がいますが、実はそのとおりです。

日常会話などで、「お腹の空き具合からすると今は○時」というのが腹時計ですが、二〇〇八年のハーバード大学の研究で、食事の周期に合わせて時計遺伝子がリズムを刻む腹時計が、脳の視床下《ししょうか》部《ぶ》背内側核《はいないそくかく》というところに実際に存在するらしいことがわかりました。腹時計は食事によって刺激を受け、体のリズムや自律神経のバランスを整えています。

ハーバード大学などの研究者が、被験者を「朝食をとるグループ」と「朝食を抜くグループ」に分け、昼食と夕食は同じものを食べてもらい、経過を調査したことがあります。すると朝食を抜くグループは、エネルギーを消費しにくくなることがわかりました。朝食を抜くグループは、朝食後はもちろんですが、昼食後、夕食後の測定でも、体温があまり上がらず、熱を発散していなかったのです。このことから**「朝食抜きを続けると、一日中エネルギーを消費しにくいモードに、体が切り替わってしまう」**と考えられます。

実験を一週間、一〇日、半月と続けていくと、明らかに体重の差も出てきました。しかも朝食を抜くグループでは、コレステロール値も高くなっていたのです。

二〇〇四年度の「体力・運動能力調査」（文部科学省）では、六〜一七歳の男女で朝食を食べる人と食べない人の筋肉量を測ったところ、**朝食を食べない人のほうが明らかに筋肉量が少なかった**、というデータもあります。

「糖尿病患者に対して、一日の総摂取カロリーを変えずに、朝食の配分を増やす」という研究も、ハーバード大学等で行われました。一日の総摂取カロリーを一八〇〇カロリーとして、通常は朝食六〇〇、昼食六〇〇、夕食六〇〇カロリーとするところを、朝食を八〇〇カロリーに増やし、そのぶん昼食もしくは夕食を減らしたのです。その結果、重症の糖尿病患者で、症状を表す数値が改善しました。**一日の総摂取カロリーを絞らなくても、朝食のウエイトを上げることで、糖代謝が改善した**のです。

朝食をとることの重要性は、このような調査結果からも明らかです。

毎朝の洗顔・歯磨きも体内時計の大切なスイッチになる

光や食事以外にも、外から入ってくる刺激は、体内時計のリズムを合わせる要因になるといわれています。朝起きて顔を洗い、髪をとかし、歯を磨き、朝食の用意をする。これらすべての動作が、時計遺伝子へのシグナルになります。ですので、**毎日なるべく同じ時間に同じ行動をすると、体内時計のリズムが整いやすくなります。**

これら外的な刺激のうち、時計遺伝子の直接のスイッチとなるのが運動です。

先ほど、「体を動かすと、骨格筋にあるＰＧＣ１というたんぱく質が増加し、子時計のスイッチを押す」とお話ししました。

これをもう少し詳しくいうと、ＰＧＣ１という物質は、全身の細胞に存在して、遺伝子に情報を伝える働きをします。ややきつい運動をすると、骨格筋の中にあるＰＧＣ１が増加し、時計遺伝子がＯＮになると同時に、良質のミトコンドリアを増やし、筋肉増加につながります。ミトコンドリアとは、全身の細胞にある小器官で、主に酸素を使ってエネルギーをつくる重要な役割を担っています。いわば「エネルギー製造工場」です。筋肉が増えると代謝が上がり、代謝が上がると生活習慣病のリスクが減ります。時計遺伝子と運動はこのようなメカニズムで関係しています。

また毎日決まった時間に決まった運動をして時計遺伝子に刺激を与えると、体内時計のリズムを整える効果が大きいという研究結果も出ています。

2 これが真実！　長寿遺伝子の本当の働き

時計遺伝子と大きく連係して働く長寿遺伝子

本書の冒頭で、時計遺伝子と長寿遺伝子が、健康長寿のカギを握っているとお話ししました。そして、最近の研究で、時計遺伝子と長寿遺伝子は、大きく連係して働いていることがわかってきました。長寿遺伝子を刺激するとつくられる「サーチュインたんぱく」は、時計遺伝子を刺激するとつくられる「時計たんぱく」の流れをよくする、いってみれば、**長寿遺伝子が「体内時計の性能をよくする」**のです。

そこで次からは長寿遺伝子の働きについてお話しすることにします。

ここであらためて遺伝子とは何かについてお話ししておきましょう。

人間の身体は、約六〇兆個の細胞でできており、六〇兆個の細胞一つ一つに、同じ遺伝情報が入っています。遺伝情報を構成しているのが遺伝子で、一個の細胞の遺伝情報は約二万三〇〇〇個の遺伝子でできています。つまり、脳であろうと心臓であろうと、すべての細胞にまったく同じように二万三〇〇〇個の遺伝子があるということです。

二万三〇〇〇個といっても、そのすべてが働いているわけではありません。脳では「脳になる遺伝子」が、心臓では「心臓になる遺伝子」がONになって、それぞれの臓器をつくっています。残りの関係のない遺伝子はOFFになっています。

実は遺伝子は、全身のどの部分でも常にOFFになっているものがほとんどです。二万三〇〇〇個の遺伝子のうち、ONになっているものは、ほんの五％ほどです。最近、テレビや本で話題になることの多い長寿遺伝子も、現代人の普通の生活ではOFFになっている遺伝子の一つです。

ＯＮになると寿命が延びる長寿遺伝子

長寿遺伝子とは、生物の種を超えて存在し、ＯＮになるとその生物の寿命が延びる遺伝子です。時計遺伝子と同様、研究が進んだのはここ最近のことです。最初に酵母菌で長寿遺伝子を発見したのは、ＭＩＴの教授で私の研究仲間でもあるレオナルド・ガレンテ教授。一九九九年のことです。続いて線虫やマウス、サル、ヒトでも発見され、その働きが明らかになってきました。

長寿遺伝子はサーチュイン遺伝子とも呼ばれます。サーチュインとは「Silent Information Regulator」の略称です。

時計遺伝子と同じように、サーチュイン遺伝子もＯＮになるとたんぱく質をつくります。以下では混乱を防ぐために、遺伝子のほうを「長寿遺伝子」、たんぱく質のほうを「サーチュインたんぱく」と呼ぶことにします。

ではなぜ、長寿遺伝子がＯＮになると、寿命が延びるのでしょうか。長寿遺伝子についてはまだ研究が始まったばかりで明らかになっていないことも多いのですが、ここでは重要な五つの働きについて、お話ししていきます。

長寿遺伝子はフリーラジカルの放出を減らす

全身の細胞の一つ一つには、ミトコンドリアという細胞内器官が数百個あります。ミトコンドリアとは、エネルギーをつくりだす工場のようなものです。

ミトコンドリア工場では、呼吸によって体内に入ってきた酸素と、食事によって体内に入ってきた糖質や脂質を反応させ、エネルギーをつくります。そのエネルギーを使って合成される物質がＡＴＰ（アデノシン三リン酸）。ＡＴＰを簡単にいうと、身体の中の「エネルギー通貨」です。運動はもちろん、内臓の代謝や神経細胞間の情報伝達にも、エネルギー通貨が必要です。この通貨はためておけないので、ミトコンドリア工場は必要に応じて稼働しています。

どんな工場にも、廃棄物がつきものです。高度経済成長の頃には廃棄物による公害が社会問題になりましたし、東日本大震災以降、原子力発電所の廃棄物の問題がクローズアップされています。

ミトコンドリア工場もまた、同じ悩みを抱えています。エネルギー通貨をつくりだすときに、厄介なフリーラジカルを放出するのです。

「フリーラジカルは老化の元凶」という話を、ご存じの方も多いでしょう。フリーラジカルは細胞や遺伝子を傷つけて身体を酸化させ、これが老化につながります。たとえば、**フリーラジカルで血管細胞が傷つけば動脈硬化に、肌の細胞に影響を及ぼせばしみやしわに、遺伝子が傷ついて細胞が異型細胞に変化すると、がんの始まりになります。**

厄介なフリーラジカルは、ミトコンドリア工場自体も攻撃します。年齢を重ねてミトコンドリア工場が古くなるとフリーラジカル放出量も増え、工場の周辺の細胞にも悪影響を与えるようになります。まさに悪循環です。

長寿遺伝子は、そんなミトコンドリア工場の危機を救います。長寿遺伝子をONにすると発生する「サーチュインたんぱく」が、効率的にエネルギー通貨を生産できるように手助けしてくれるのです。その結果、ミトコンドリア工場はフル稼働せずにすみ、フリーラジカルの放出量が抑えられます。

長寿遺伝子は新しいエネルギー工場を増やす

一般的に古い工場というのは効率が悪く、廃棄物も多く出ます。それはミトコンドリア工場にしても同じです。

ハーバード大学の私の研究室では、最近、**長寿遺伝子がONになると、古い工場がメンテナンスされるだけでなく、新しいミトコンドリア工場が増える**ことをつきとめました。長寿遺伝子がONになると、効率的に働く工場の割合が増加して、フリーラジカルの放出が抑えられるということです。

長寿遺伝子はアポトーシスをコントロールする

アポトーシスとは細胞の自然死です。細胞は、分裂するときや外的要因によって傷つき、あるレベルに達すると機能が失われ、脱落していきます。アポトーシスによっていらなくなった古い細胞が脱落し、新しい細胞に代わるという新陳代謝が行われています。

成長の過程では、この働きによってさまざまな器官がつくられますが、成長を終えてからは老化の一因となります。特に心臓や脳など、細胞があまり再生しない臓器では、アポトーシスによって必要以上に老化が進む可能性があります。

長寿遺伝子にはアポトーシスをコントロールする働きがあります。**長寿遺伝子がONになってサーチュインたんぱくがつくられると、必要以上に新しい細胞が脱落しないようにしてくれる**のです。

長寿遺伝子はインスリンの出過ぎを抑える

人間にはさまざまなホルモンがありますが、インスリンは「血糖値を下げる」という非常に珍しい働きをするホルモンです。

人類一〇〇万年の歴史のほとんどは、食べものを見つけるのが大変な時代でした。飢餓に耐えて生き延びるために、血糖値を上げるホルモンはいくつもありますが、血糖値を下げるホルモンはインスリンだけです。

ここ五〇～一〇〇年で飽食の時代が訪れ、インスリンの出番が急速に増えています。ホルモンについては第2章で述べますが、インスリンは血糖値を下げるだけでなく、身体にさまざまな影響を与えます。糖分を中性脂肪に変えてためこんでしまうなど、その影響は、必ずしもいいものばかりではありません。

インスリンはまた、「使い過ぎるとなくなってしまう」とされています。過食などで血糖値が常に上がっていると、下げるためにインスリンを常に使うことになり、やがてインスリンが出なくなることがあります。これが糖尿病につながるおそれがあるのです。

詳細はまだ解明中ですが、インスリンが出過ぎると細胞の新陳代謝が速まり、老化が進むということもわかっています。長寿の人を調べてみると、インスリンが少ないというデータがあります。インスリンとは現代においては厄介なホルモンであり、「あまり出ないようにセーブする」というのが基本の考え方です。

最近の研究では、長寿遺伝子を増やしたマウスでは、少ないインスリンでも血糖値が下がることがわかってきました。これは、長寿遺伝子がONになると、インスリンが効きやすくなるからではないかと考えられています。これは、**長寿遺伝子がONになると、糖尿病にもなりにくい**という可能性を示しています。

長寿遺伝子は時計遺伝子と連動する

先ほどもお話ししたように、私たちの身体の細胞一つ一つには、時計遺伝子が組みこまれており、二四時間一一分のリズムを刻んでいます。ホルモンや自律神経など、生体のリズムはすべて時計遺伝子によって動いています。**長寿遺伝子は時計遺伝子と運動し、身体のリズムを整えています。**

一カ月のうち一週間を腹七分目で過ごす

では、ふだんは眠ったままの状態にある長寿遺伝子をONにするには、どうすればいいのでしょうか。これまでの研究で、**長寿遺伝子をONにするには、「カロリー制限」「運動」「レスベラトロール」という三つのスイッチがある**ことがわかってきました。

摂取するカロリーを制限すると、若々しく長生きする。これは線虫、マウス、サルなどで証明され、ヒトでも研究が進められています。

長寿遺伝子には細胞を静かな状態に保ち、エネルギー消費を効率化する側面があります。冬眠中のクマがほとんど食事をとらないで静かに生き続けられるように、長寿遺伝子がONになることで細胞が静かな状態になり、少ないカロリーが効率的に使われ、健康でいられると考えられています。

制限の目安は腹七分目、カロリー摂取を日常生活の強度に応じた必要カロリー数の七割にします。

たとえば、四〇代でデスクワークをしているなら、男性は一日およそ二〇〇〇カロリー、女性は一七〇〇カロリーが標準の必要カロリーとされています。その七割程度に抑えるということです。

カロリー制限の際に気をつけなくてはならないのは、炭水化物、脂肪、たんぱく質、ビタミン、ミネラルの五大栄養素をバランスよくとるということです。毎日カロリー制限を続ける場合は、素人の自己判断だと必要な栄養素が不足しがちなので、専門家の指導が必要になってきます。

ですので、普通の人がカロリー制限を行う場合は、**一カ月のうちに一週間か二週間、たとえば外食が続いた週の次の一週間を腹七分目に抑えるぐらいのペースがおすすめ**です。それだけでも、長寿遺伝子をONにする効果はあると考えられます。

　またごく最近の研究では、ヒトの場合、カロリー制限は、寿命延長効果というよりは、がんや糖尿病を予防する効果があるという結果も発表されています。

　ヒトの寿命については、まだ研究の歴史が浅いため、現時点ではっきりした結論を出すのが難しいのですが、**カロリー制限が体によい影響を及ぼすことが明らかになってきたのは確か**です。専門家としては、最新の正しい情報へのアンテナを張りめぐらしつつ、無理のない範囲で研究の成果を取り入れていくことをおすすめします。

「ちょっときつめの運動」の一石二鳥効果

　運動によって長寿遺伝子がＯＮになることは、カロリー制限同様、マウス、サルで証明されており、ヒトでの実験も進められています。強度の強い運動をするとどうなるか、さまざまな研究データを整理している段階です。

　今わかってきていることは、「ちょっときつめの運動」が長寿遺伝子をＯＮにするということです。「ちょっときつい」というのも曖昧な表現ですが、**心拍数が通常よ**

り二、三割上がるような運動がいいと考えられています。

心拍数を計るのが難しい場合は、**「腕立て伏せが三〇回までは楽にできるので、ちょっとプラスして、三六〜三九回やろう」**というように考えるといいでしょう。

運動は、体に負荷を与える行為そのものによって長寿遺伝子のスイッチをONにしますし、カロリーを消費するのでカロリー制限になるという側面もあります。つまり、一石二鳥、大いにおすすめしたい方法といえます。

カロリー制限した状態をつくりだすレスベラトロール

レスベラトロールはポリフェノールという植物成分の一種で、赤ワインなどに含まれています。

レスベラトロールは長寿遺伝子のスイッチを直接ONにする働きがあり、「CRミメティック」を起こします。「CR」は「カロリーリストリクション＝カロリー制限」の略。「ミメティック」は「模倣の」という意味の英語です。つまり、**カロリー**

リストリクションをしていないのにしている状態になることから、この呼び名となりました。

ハーバードの研究室で私も参加した実験は、マウスに三パターンの食事をさせるというもの。Aグループのマウスにはカロリーオーバーの食事をさせる。Bグループは普通に食べさせる。Cグループは、カロリーオーバーの食事をさせ、同時にレスベラトロールを常に摂取させるというものです。

Aのマウスはブクブクに太り、「メタボで生活習慣病のネズミ」に。Bの普通のマウスと比べた場合、早く死んだり、病気になったりします。ところがCのマウスはBのマウスと同じぐらいのクオリティ・オブ・ライフを保ちました。そこで「たくさん食べてしまう人は、レスベラトロールを一緒に飲んでおくといい」という説が導き出されたのです。

CRミメティック作用があるものには、レスベラトロールのほかにナイアシン（ビタミンB_3）があります。レスベラトロールほど直接的ではありませんが、同じような状態を引き起こします。

レスベラトロールにしてもナイアシンにしても、食品に含まれている量はわずかです。食品からとろうとすると、大量に摂取しないと有効な量に達しません。たとえば赤ワイン中のレスベラトロール含有量は、産地やブドウの種類、収穫年などにもより、一リットル中に〇・二〜五・八ミリグラムと幅があります。レスベラトロールの有効摂取量は六ミリグラム程度と考えられています。赤ワインに含まれるからといって大量に飲酒すれば、逆に肝臓にダメージを与えかねません。そこでサプリメントの力を借りる必要が出てきます。

ハーバードの研究室では、レスベラトロールよりも一〇〇〇倍、一万倍の強さの化学物質も研究されています。将来的にはこうしたサプリメントが世に出てくる可能性もあるでしょう。

ただし、レスベラトロールについても、すべての効果がヒトで確認されているわけではなく、まだまだ研究途上にあります。そもそも人間の体は単純ではないので、「暴飲暴食をしても、レスベラトロールさえとれば大丈夫」というわけにはいきません。

何らかの理由で食生活が乱れるうえに運動もできないという時期は、だれにでもあります。**レスベラトロールをサプリメントでとるのは、やむをえず不摂生が続いてしまったときの「奥の手」**と考えるのがよいと思います。

第2章

すぐに役立つ
ホルモン・自律神経入門

1 二大ホルモンをどんどん出してアンチエイジング

睡眠中に重要な働きをするメラトニンと成長ホルモン

健康長寿について、第1章では遺伝子の観点から述べました。第2章ではシステムの面から考えるために、ホルモンと自律神経についてお伝えします。

私たちの体は、ホルモンと自律神経という二つの大きなシステムによって動いています。時計遺伝子と長寿遺伝子の働きをふまえ、これらのシステムを最大限有効活用することで、最も効果的に健康と若さを手に入れることができます。

まずホルモンについてお話ししていきましょう。

ホルモンとは、「身体の内分泌器官でつくられる化学物質」のことです。

内分泌器官は全身至るところにあり、ホルモンをつくっています。脳の松果体ではメラトニン、甲状腺では甲状腺ホルモン、膵臓ではインスリン、副腎ではさまざまな副腎皮質ホルモン、男性の精巣ではテストステロン、女性の卵巣ではエストロゲン。これらは代表的なものですが、人間のホルモンは一〇〇種類以上あるといわれています。ホルモンは、成長や生殖を促し、血糖値、血圧、体温、免疫力などの調整をしてくれる重要なシステムです。

ホルモンはすべて脳でコントロールされています。まずは視床下部が情報を集め、「体のどの部分が、どのホルモンを必要としているか」を判断し、脳の下垂体《かすいたい》に指示を出します。下垂体は内分泌器官にホルモンをつくるように指令を出します。

ホルモンは全身をめぐりますが、すべての臓器に働きかけるわけではありません。そのホルモンを必要とする器官には「受容体」という受け皿があり、間違った場所で作用しないようにできているのです。

ホルモンのシステムを会社にたとえれば、全体を見て指令を出す視床下部は社長です。指令を具体的な指示にする下垂体が管理職、卵巣や骨といった臓器や部位が現場スタッフといったところでしょうか。視床下部は常に全身の働きに目を光らせ、ホルモンが多過ぎれば分泌を抑え、少なければ分泌させるというサーモスタットのような仕事もしています。

ホルモン株式会社は年中無休、二四時間営業です。睡眠中も、体は昼間に受けたさまざまなダメージをメンテナンスする「再生工場」として働いており、ホルモン株式会社の重要な稼働時間です。

そして、**睡眠中に働いて、健康長寿とアンチエイジングに大きな影響を与えているのが、メラトニンと成長ホルモン。**この二つはアンチエイジングの二大ホルモンともいえます。第2章では、数あるホルモンのうち、メラトニンと成長ホルモンという二大アンチエイジング・ホルモンの働きについてお話ししていきます。

質の高い睡眠に不可欠なメラトニン

メラトニンには、大きく分けて三つの働きがあります。

①睡眠促進

②抗酸化
③免疫力強化

一九七〇年頃からメラトニンと睡眠の関係はわかっていましたが、一九九三年にアメリカのMITが「健康な若者に〇・一グラムのメラトニンを服用させたところ、眠りが深くなった」という研究を発表しました。翌一九九四年には「メラトニンは時差ぼけに効く」とアメリカの雑誌に取り上げられたことがきっかけで、一大ブームが起きました。

第1章で述べたとおり身体には体内時計があり、なかなか簡単には調整できません。ところがメラトニンを服用すると、時差ぼけでも現地時間に合わせて眠ることができ、不眠にも効果があることがわかりました。睡眠薬や鎮痛剤など、それまでも不眠症対策の薬はありましたが、それらと比べて、メラトニンにはほとんど副作用がありません。そのうえ深い睡眠のノンレム睡眠と浅い睡眠のレム睡眠のサイクルが整った「質の高い眠り」が得られるのです。こうしたことからメラトニンは「睡眠ホルモン」と呼ばれるようになりました。

メラトニンはアメリカではサプリメントとして市販され、一般の人でも入手できます。しかし、サプリメントに頼るのは健康長寿にとってはマイナスです。なぜなら「ホルモン株式会社」の社長たる視床下部は、全身に目配りして効率的な経営をしているため、サプリメントによって「メラトニンは足りている」と判断すると、分泌をストップさせてしまうからです。その結果、「自前のアンチエイジング・ホルモン」であるメラトニンがつくられなくなってしまうのです。サプリメントを使うとしても、どうしても時差ぼけが避けられない場合など、ごく短期間に限って使用することをおすすめします。**メラトニンに最大限の効果を発揮してもらうには、サプリメントに頼るのでなく、やはり自前でつくりだす必要があるのです。**

第1章で説明したとおり、メラトニンは時計遺伝子に連動しています。朝の光で親時計がリセットされることで視床下部にタイマースイッチが入り、その一五時間後に松果体よりメラトニンが分泌されます。つまり、**メラトニンが適切に働くためには、朝の光をきちんと浴びることが欠かせません。**

「若返りホルモン」「病気を防ぐホルモン」と呼ばれるメラトニン

睡眠中の「再生工場」と化した身体の中で、「ホルモン株式会社」は設備メンテナンス及び再生作業に取りかかります。メラトニンは睡眠促進作用で身体を眠らせますが、その後もさらに働きます。これこそメラトニンが「若返りホルモン」「病気を防ぐホルモン」といわれるゆえんです。

第1章で、細胞の一つ一つにあるミトコンドリアについて「身体に必要不可欠なエネルギー通貨をつくる際、フリーラジカルを放出する」と述べました。生きている限り、フリーラジカルが生じるのはやむをえません。しかしフリーラジカルは、紫外線、たばこの煙、化学物質などをとおして外からも入ってきますし、ストレスも発生源となり、外的な要因によってどんどん増えていきます。

「フリー」の名のとおり、フリーラジカルは体の中を自由気ままに動きまわります。

脳細胞を傷つけてアルツハイマーを起こす。内臓の細胞の遺伝子を傷つけて異常な細胞をつくり、がんの原因となる。血管中の悪玉コレステロール（LDL）を酸化させて超悪玉コレステロール（酸化変性LDL）に変身させ、血管を傷つけることもあります。血管が傷つくと高血圧や心筋梗塞の発作につながります。

また、フリーラジカルはミトコンドリア工場自体も攻撃し、ミトコンドリア工場がよりいっそうフリーラジカルを放出するようになります。これが老化の始まりだといわれています。

このフリーラジカルに対抗するのが抗酸化物質です。身体の中には「スーパーオキシドディスムターゼ（SOD）」など、さまざまな抗酸化酵素がありますし、食事で抗酸化作用を持つビタミンEなどを摂取することもできます。しかし、**これまで発見された物質の中で最も強い抗酸化作用を持つのがメラトニン**なのです。

ビタミンEはモロヘイヤや大根に含まれていますが、食事だけではなかなか十分な量がとれません。かといってサプリメントにも問題があります。なぜなら、ビタミンEは脂溶性だからです。その物質が水溶性の場合、サプリメントで大量摂取しても、必要以上の量は代謝されて残りません。しかし脂溶性の場合、あまりにとり過ぎると肝臓などに蓄積される危険があり、骨粗しょう症を進めるという研究もあります。

その点、**メラトニンは「ホルモン株式会社」が自前で生産する安全で非常に効果の高い物質**です。これを利用しない手はありません。

メラトニンは免疫力も強化する

身体の中に異物を見つけたら撃退する。免疫とは「ホルモン株式会社」が運営する警備システムのようなものです。さまざまな細胞がかかわっていますが、がんの腫瘍やウイルスと戦うのは、「リンパ球」という警備チームです。リンパ球の編成メンバーは、骨髄でつくられる「NK細胞」と「B細胞」、胸腺でつくられる「T細胞」。メラトニンは胸腺を刺激し、たくさんのT細胞をつくらせる力を持っています。

メラトニン分泌量が多ければ胸腺が十分に刺激されてT細胞も多くなり、免疫力が高まります。メラトニンは眠っている間に分泌されます。**「風邪はよく寝れば治る」**

というのは、メラトニンの免疫力強化効果によるものなのです。最近では、T細胞は、がんの防止にもつながると考えられています。

胸腺は一〇代に最も大きくなるので、思春期の子どもは丈夫で、あまりがんなどにかかりません。ところが加齢とともに胸腺は小さくなります。またメラトニンの分泌量そのものも、加齢にともなって減っていきます。

しかし、同じ年齢でも若々しく健康な人とそうでない人がいるように、人は等しいスピードで老化するわけではありません。**メラトニンの分泌量を、年齢なりに最大化すること、そして量が減ってしまったメラトニンを、最大限効果的に使うことで、老化のスピードを遅らせることは可能です。**その具体的な方法については、第3章であらためてお話しすることにします。

身体の成長・メンテナンスに不可欠な成長ホルモン

ここからは、もう一つのアンチエイジング・ホルモンである成長ホルモンについてお話しします。

一〇〇年ほど前から「成長には脳の下垂体がかかわっているらしい」ということはわかっていました。一九〇五年、イタリアで「下垂体を取り除いたヒヨコは成長が悪くなる」という報告があり、アメリカで「下垂体から成長促進物質が出ている」という報告があったのは一九二一年。牛の下垂体から採取した液体をマウスに注射したところ、巨大ネズミに成長したのです。そして一九五六年、アメリカで人間の成長ホルモンが抽出されました。

「ホルモン株式会社」社長の視床下部の指令を受けた下垂体は、自ら「成長ホルモン」を分泌します。それを血液で肝臓に送り、「ソマトメジンC」というホルモンに加工して全身に出荷するのです。

成長ホルモンは、骨や筋肉を大きくします。生まれてから分泌量は増加を続け、二〇歳ぐらいでピークを迎えると減少に転じます。四〇歳になると二〇歳の頃の半分、六〇歳になると四分の一になります。

生まれたばかりの赤ちゃんの細胞数はおよそ三兆個。成人は六〇兆個ですから、二〇倍です。成長ホルモンは二〇歳ぐらいまでは細胞を増やすことに使われ、細胞数が増えなくなったときが「成長が止まったとき」です。それにともなって成長ホルモンの分泌量も減るのですが、成長が止まっても、ゼロになるわけではありません。**成長ホルモンは、成人になると、身体のメンテナンスへと使い道が変わるのです。**

「年をとると成長ホルモンが減る」と聞くとがっかりするかもしれませんが、メンテナンス専用だと考えれば、成長ホルモンがピーク時の半分の量でも、十分まかなえるというわけです。

成長ホルモンが最も出るのは寝入りばなの深い睡眠

成長ホルモンは、全身の代謝にかかわっています。代謝が正常に機能していれば、食事で取り入れた栄養はエネルギーなどの役立つ形に変換され、古い細胞は新しい細胞と入れ替わり、健康につながります。脂肪を分解してエネルギーに換える働きもあるので、太りにくくなります。

成長ホルモンには、たんぱく質が分解されてできる「アミノ酸」を細胞にとりこむのを助ける性質もあり、筋肉や皮膚、内臓や器官をつくります。骨を丈夫にしたり、ダメージを受けた機能を回復させる働きがあります。肌がきれいで若々しい人は、「代謝」と「アミノ酸」に作用する成長ホルモンがきちんと機能していると考えられます。

成長ホルモンはこのほか、性的能力と免疫力を高めたり、脳と視力をよくしたり、コレステロールをうまく利用するといった働きをします。**大人になってからの成長ホルモンは「若さを保つ」ために働く「いいことずくめのホルモン」**なのです。

視床下部は一日中、下垂体に「成長ホルモンを出しなさい」「止めなさい」という二種類の指令を交互に出しています。このバランスで分泌量が決まるのですが、睡眠中には「止めなさい」という指令は出ません。**眠って最初に訪れる深い眠りである「ノンレム睡眠」中に、一日の七〇％の成長ホルモンが分泌されます。**ちなみに、成長ホルモンはメラトニンと違って、時計遺伝子には連動していません。あくまで、寝入りばなの一番深い睡眠中に最もたくさん分泌されるという点がポイントです。

脳が深く眠り、意識レベルも落ちるのがノンレム睡眠。脳は起きており、夢を見たり眼球が動いたりするのがレム睡眠です。子どもの場合はノンレム睡眠の割合が多いために大量の成長ホルモンを分泌しているのですが、大人になるにつれて、ノンレム睡眠の割合は減ってくるので、普通に眠るだけでは、成長ホルモンが十分に分泌されません。

そこで、睡眠以外にも成長ホルモン分泌を促すことが必要になります。**成長ホルモンの分泌を促す三つのスイッチが、「空腹」「適度のストレス」「運動」**です。

成長ホルモンはお腹が空くと分泌される

成長ホルモンには血糖値を上げる作用があります。血糖値は血液中に含まれているブドウ糖の量で決まります。満腹時は十分に血糖値が上がっているので、成長ホルモンは出ません。逆に、お腹が空いていると血糖値は下がり、それに気づいた視床下部は「成長ホルモンを出せ」と下垂体に命じます。さらに空腹になると、胃の粘膜から

「グレリン」という摂食促進物質が出るのですが、これも下垂体に成長ホルモンの分泌を促します。

間食は成長ホルモンの分泌にとってはマイナスです。お菓子などで常に小腹を満たす習慣、甘い飲み物で血糖値を上げる習慣は、見直したほうがいいでしょう。

といっても、「空腹の時間を長くすればするほど、成長ホルモンがたくさん出る」という考え方もタブーです。成長ホルモンが出るメリットよりも、血糖値が下がり過ぎて起きる低血糖などのダメージ、時計遺伝子が正常に働かなくなるダメージのほうがずっと大きいのです。また、成長ホルモンそのものも、ずっと出続けていると、働きが弱まってしまいます。**成長ホルモンがその力を最大限に発揮するには、出ているときと出ていないときのメリハリが必要**です。

こういったことから、**成長ホルモンをしっかり分泌して働かせるためには、食事は規則正しく三食とって間食はなし、がベスト**といえるのです。

適度のストレスも成長ホルモン分泌を促す

成長ホルモンには細胞の傷を修復する作用があります。疲労しているときは内臓の細胞が傷ついていますから、視床下部は「成長ホルモンを出せ」と下垂体に命じます。メンタルなストレスによっても、一時的な虚血状態が起き、体の微細な組織が傷つくので、成長ホルモンが分泌されます。

しかし、**極度の疲労やストレスは別のトラブルを招きますから、適度のストレスというのが大切**です。一日かけて家の大掃除をする、自分でつくった目標を達成するなど、満足感と疲労感をバランスよく感じるぐらいを目安としましょう。

成長ホルモン分泌にも「ちょっときつめの運動」を

成長ホルモンには筋肉の傷を治して増強する作用があります。運動すると筋肉は傷つき、疲労物質である乳酸がたまるので、視床下部は「成長ホルモンを出せ」と下垂体に命じます。しかし、これも「適度の」というのがポイント。

筋肉がぼろぼろになるほど激しい運動をすると、成長ホルモンだけではメンテナンスしきれません。フリーラジカルも大量発生するので、一見筋肉は増強されることになっても、長期的に見ると、逆に老化を進めることになりかねません。**成長ホルモンによって筋肉を増やしつつ、フリーラジカルの影響を避けるには、「ちょっときついぐらい」の無酸素運動と有酸素運動の組み合わせが効果的**です。具体的な方法については第4章であらためてお話しします。

夜一二時前就寝が、老ける・老けないの分かれ道

ここまでお話ししてきたことからわかるように、メラトニンと成長ホルモンは睡眠中に重要な働きをします。そしてこの二つのホルモンが働くピークをそろえることができればアンチエイジング効果は倍増、加齢によるホルモンの減少を十分に補うこと

ができます。

そのためには、どのような時間帯にどのぐらい眠ればいいのでしょうか。

結論からいうと、私がおすすめするのは**夜一二時就寝、朝七時起床、可能ならもう少し早く寝て一一時就寝、六時起床**です。これこそ**メラトニンと成長ホルモンの分泌量の多い時間帯と体内時計のリズムを合致させ、良質な睡眠をとる理想的なスケジュール**です。

朝六時に起きて光を浴び、スイッチを入れたとすると、メラトニンは一五時間後の午後九時頃に大量に分泌され始め、数時間上昇を続けます。夜中の三時頃にピークを迎えたあとは徐々に減っていきますが、一一時に就寝すれば、そのあと四、五時間は、たっぷりとメラトニンが出ています。

成長ホルモンは前述したとおり、眠って最初に訪れる「ノンレム睡眠」で一日の七〇％が分泌されます。眠りは、「レム睡眠─ノンレム睡眠」が一セットとなった九〇分の繰り返しなので、一一時に就寝した場合、まずレム睡眠に入り、一二時半までに最初のノンレム睡眠が訪れます。そして、よく眠れていれば二度目のノンレム睡眠が一二時半～二時にあります。つまり、メラトニンがたっぷり出ている間に、成長ホルモンもたっぷり分泌されることになります。

「朝八時にスイッチを入れて夜の一時に寝ても、メラトニンは朝の五時か六時まで大量分泌されるのだから同じことではないか。成長ホルモンは時計遺伝子とは関係なく、寝ている間に出るのだから」という人がいるかもしれません。

ところがそうはいきません。成長ホルモンは最初のノンレム睡眠のときに分泌され、時計遺伝子には連動していないのですが、レム睡眠が出現するタイミングは、時計遺伝子に支配されており、体内時計に関係するからです。

体内時計は基本的に地球の自転リズムに合わせて動くので、夜明けに向かって目覚めの準備を始めます。目覚めの準備とは、メラトニン分泌量を抑え、レム睡眠の割合を増やしていくこと。つまり、寝る時間が遅くなればなるほど、ノンレム睡眠の時間帯にレム睡眠が出現しやすくなり、両者が拮抗《きっこう》してしまいます。朝になるにつれてメラトニンが減少してしまうだけでなく、レム睡眠の割合が多いぶん、成長ホルモンの分泌もぐっと低下してしまうので、どんどん悪循環になります。**同じ睡眠時間でも、**

寝る時間が遅くなればなるほど、アンチエイジング・ホルモンの働きが落ちてしまうのです。

眠りは毎日のことで、その積み重ねはとても大きいものです。理想は一一時就寝、遅くとも一二時までにはベッドに入る。これができる人とできない人とで、老化のスピードに大きな差が出てきます。

早起きし過ぎてもホルモンが働かない

最近では、「早寝早起きをしよう」という人も増えており、夜一一時就寝を提案しても、さほど驚かれないようになりました。経営者はおおむね早寝早起きですし、若い人の間でも「朝活」が流行っています。しかしここで注意したいのは、極度の早起きもまた、健康長寿にはつながらないということです。

たとえば、「自分は体質的に睡眠時間が短くても大丈夫なので、一一時に寝て四時に起きます」という人はどうでしょうか。一一時に寝れば、メラトニンも成長ホルモンもちゃんと分泌されます。レム睡眠とノンレム睡眠のサイクルは九〇分なので、三回はノンレム睡眠が訪れるため、「ちゃんと眠れた」という感覚もあるでしょう。

しかし、ホルモンは「つくる」だけでは意味がありません。フリーラジカルでできた傷を修復し、肌の弾力を取り戻すといった「役割」を果たしてこそ、存在価値があるのです。

メラトニンや成長ホルモンをせっせとつくっても、血液によって全身に運搬され、臓器などの「現場」に届いて使われなければ、無駄になってしまいます。**短時間睡眠で起きてしまうのは、「上司の指示は出たものの、時間切れで作業終了まで至らない」という状況**です。

睡眠中に働くのは、メラトニンや成長ホルモンだけではありません。さまざまなホルモンが、さまざまな役目を果たしています。たとえば、深夜から朝にかけて分泌されるコルチゾールというホルモンは、脂肪や糖分を分解して睡眠中のエネルギーに換えています。本来コルチゾールが使われるべき時間に起きてしまうと、脂肪や糖分はそのまま蓄えられ、太りやすくなります。

理想の睡眠時間の目安は七時間

さらに「睡眠は長過ぎても短過ぎても健康に悪い」という研究データもあります。まずは一一〇万人を対象に、六年間かけてアメリカで行われた「睡眠と寿命の関係」です。**死亡率が低く、長寿だったのは睡眠時間が七時間の人たち**でした。睡眠時間が三時間半から四時間半ぐらいとあまり眠らない人たち、八時間三〇分と長く眠る人たちは、七時間睡眠の人たちより一五％以上も死亡率が高いこともわかりました。

もう一つは、七万人以上の女性を対象に、ハーバード大学の関連病院ブリガム＆ウィメンズ病院が調査した「心臓病発生率の統計」。**心臓病発生率が最も低いのは七〜八時間睡眠の女性**でした。六時間以下とあまり眠らない人たちは三〇％、九時間以上と長く眠る人たちは三七％、七時間睡眠の人たちより心臓病発生率が高いとわかったのです。

個人差や天候、食習慣などの影響も考慮すべきですが、「七時間睡眠」というのは科学的根拠に基づいた一つの目安だと私は考えています。

今話題のホルモン「プロスタグランジンD_2」とは？

睡眠を促すホルモンは、メラトニンのほかにもあります。たとえば、**寝入りばなのノンレム睡眠を促し、成長ホルモンを分泌させる「プロスタグランジンD_2」**というホルモンがあります。これは最近特に注目されており、私の研究テーマの一つでもあります。このホルモンは脳を守る「クモ膜」と脊髄《せきずい》液をつくる「脈絡叢《みゃくらくそう》」でつくられます。脊髄液にのって脳の中を巡回し、ノンレム睡眠に作用するのです。

最近では、遺伝子レベルで**動脈硬化の進行を抑える働きもある**ことがわかってきました。動脈硬化は脳卒中、腎臓病、心臓病などにつながり、冠動脈が詰まれば心筋梗塞になります。血管をふさいで動脈硬化を引き起こす物質がたまってくると、血管の細胞はそれを察知してプロスタグランジンD_2の分泌を促し、トラブルが起きている血管の壁をきれいにする方向に働きます。

どうしたらプロスタグランジンD2を多く分泌できるかの研究がもっと進めば、健康長寿に大いに役立つと期待されます。

2 自律神経のメリハリをつけてアンチエイジング

自分の意思ではコントロールできない自律神経

ホルモンと並ぶ、体をコントロールする二大システムの一つが自律神経です。

ホルモンと時計遺伝子の関係はさまざまで、たとえばメラトニンは時計遺伝子と連動していますが、成長ホルモンは関係していません。

これに対して自律神経は、完全に時計遺伝子に連動したシステムといえます。ここからは自律神経の働きについてお話ししていきます。

脳には常に、さまざまな情報がインプットされます。代表的なのは、目、耳、皮膚、舌、鼻から神経を経由したインプット。これが、視覚、聴覚、触覚、味覚、嗅覚の五感です。これらは脳によってはっきりと意識されています。五感のように明確ではありませんが、脳には内臓からの情報もインプットされています。胃腸の具合、肝臓の代謝などです。

脳は情報のアウトプットもしています。歩く、座る、手を挙げるなど、脳から神経を経由し、筋肉に伝えるアウトプットです。「自分の意思で動かしている」と私たちが感じるこれらを随意神経といいます。

脳のアウトプットのうち、私たちの意思と関係なく働いているものもあります。この不随意神経は、意思とは関係なく神経そのものが自分で働いているという意味で、「自律神経」と呼ばれています。

心臓の動き、呼吸、体温維持、発汗、消化機能、ホルモン分泌、代謝はみな自律神経の働きによるもので、いちいち「さて、心臓を動かすか」というように意思が関係するものではありません。

神経の働きの中でも、とりわけ自律神経は、生命の維持にかかわる働きをつかさどっています。たとえば自律神経には恒常性（ホメオスタシス）を保つ働きがあり、冬寒くなると「熱をつくれ」と指令を出して身体をふるわせ、暑くなると「熱を外に出せ」と指令を出して身体に汗をかかせ、体温を一定に保ちます。

自律神経は、視交叉上核にある親時計のリズムに従って一日ごとのタイムスパンで調整されています。

やる気とプレッシャーの交感神経

自律神経には、緊張モードの交感神経と、リラックスモードの副交感神経があります。

面接試験や大事な会議の前など、「ドキドキして食欲がなくなった」ということが、だれしもあると思いますが、これは交感神経の働きです。交感神経は「闘争と逃走の神経」といわれます。原始時代、大きな動物に襲われて戦ったり逃げたりするときに使われていたためでしょう。現代では**「やる気とプレッシャーの神経」**といったところでしょうか。**緊張したとき、頑張るとき、ストレスがあるとき、エネルギーを出すときに働くのが交感神経**です。

交感神経が優位になると、気管支が広がって呼吸が速くなります。肝臓でブドウ糖がつくられて血糖値が上がり、血管は収縮して血圧が上がり、心臓が活発に動いて心拍数が上がります。多くの血液が筋肉に送りこまれるので体が動きやすくなり、ブドウ糖が脳に送りこまれることで集中力が高まります。そのぶん、胃腸への血流が減って消化活動が少なくなります。膀胱や尿道の筋肉も緊張し、腎臓の働きも抑えられているため、トイレに行きたくなることもありません。

休憩と食事の副交感神経

副交感神経は「休憩と食事の神経」と呼ばれ、のんびりくつろいでいるとき、眠っているときに優位になります。副交感神経が優位になると、気管支が収縮してゆるやかな呼吸になり、心臓の働きも安定します。胃液の分泌が増して消化活動が行われ、膀胱や尿道の筋肉がゆるんで排尿するなど、代謝モードになります。毛細血管が広がり、全身の臓器や筋肉のすみずみまで血液が運ばれます。

昼間は交感神経が優位、夜は副交感神経が優位

交感神経と副交感神経はどちらかが働くとどちらかがゼロになるわけではありません。**二〇〜三〇%ほどどちらかが優位になる状態を、シーソーのように繰り返しています。**昼間は交感神経が優位で、臓器や筋肉が一生懸命働きます。夜は副交感神経が優位で、昼間働いて酸化したり傷を受けたりした筋肉や臓器の細胞を、血液で運んだホルモンや抗酸化物質で修復します。

交感神経と副交感神経は、免疫力にも影響を与えています。交感神経が優位のときは、細菌と戦う顆粒球《かりゅうきゅう》という細胞グループが増え、副交感神経が優位のときは、ウイルスやがん細胞と戦うリンパ球という細胞グループが増えます。この二つが相互に働くことが大切で、バランスが崩れると病気のもととなります。たとえば、顆粒球が増え過ぎると自分自身の組織を攻撃するうえ、その副産物としてフリーラジカルを発生させます。リンパ球が増え過ぎるとアレルギー性疾患のもととなります。

「夜の副交感神経優位」が、アンチエイジングのカギ

私たちの身体は時計遺伝子によって、昼は交感神経優位、夜は副交感神経優位というタイムスケジュールが組まれています。タイムスケジュールどおりに自律神経が働かないと、時計遺伝子に従って分泌されるホルモンは作業ができず、体調を崩します。

特に夜は、「ホルモン株式会社」が体のメンテナンスをする時間。ここで副交感神経が優位になっていないと、ホルモンが十分に役割を果たせませんし、臓器などの代謝にも支障をきたします。

もう少し詳しく説明しましょう。睡眠中に副交感神経が優位になると、血管に沿って張りめぐらされている神経が、全身のすみずみの毛細血管を広げて、血液がたっぷりと流れるように「経路」を確保します。そこにメラトニンや成長ホルモンが含まれた血液が流れこみ、必要なホルモンを必要な臓器まで運搬するのです。**「原材料」となる栄養をとり、時計遺伝子に従ったよい睡眠によってホルモンをつくり（「道具」）、**

副交感神経で「経路」を確保し、ゆっくりと「時間」をかけてホルモンを働かせると いう四点セットによって、アンチエイジングは完結するということです。

ところが、昼間の緊張モードを引きずったまま、交感神経優位で夜を過ごすと困ったことになります。

一番の問題は、血管が十分に広がらず、血流が悪くなること。こうなると、せっかくのホルモンが現場に届かず、フリーラジカルで傷ついた細胞はそのまま放置されることになります。この積み重ねで人は老け、健康を損ねるのです。そもそも夜になっても交感神経が優位だと、浅いレム睡眠が多くなり、十分に成長ホルモンが分泌されないなど、ホルモン製造自体にも支障をきたします。

睡眠中は夕食でとった食べものが胃で消化され、腸に運ばれる時間帯でもあります。副交感神経が優位だと内臓も働きやすく、栄養の吸収と不要なものの排泄準備がスムーズに行われ、朝の排尿や排便につながります。

排泄物というのは尿や便だけではありません。動脈をとおって酸素と栄養分を全身に運搬した血液は、老廃物や疲労物質を回収しながら静脈をとおって心臓に戻ります。

老廃物や疲労物質は昼間の活動や外的要因からも生じますが、ホルモン株式会社のメンテナンスによってても生じるのです。副交感神経によって血管がすみずみまで開いていたほうが、ホルモン株式会社のメンテナンスも、それによって生じる老廃物の回収作業も、やりやすいのはいうまでもありません。

現代人は放っておくと一日中、交感神経が優位になりがちです。夜になっても緊張モードが続いてなかなか寝つけず、うとうとしても脳が十分に休まらないため、記憶の整理や定着といった脳細胞のメンテナンスもままなりません。一日中、副交感神経ばかりが優位になるのも、身体がだれきったり、憂うつになったりするので問題ですが、こと夜に関しては、「副交感神経優位」を意識する。これがアンチエイジングのカギであり、健康長寿の実現につながります。

第3章

老けない、太らない、
病気にならない
24時間

ここまで、時計遺伝子と長寿遺伝子の仕組み、ホルモンと自律神経の働きについてお話ししてきました。ここまでの話を一言にまとめてしまえば、**若さと健康を保ったまま長生きするのに必要なのは、「よい睡眠、よい食事、よい運動」**です。

一見あたりまえのことのようですが、**本書でお話ししていることの中には最先端の医学に裏打ちされた、特別なポイントがたくさんあります**。しかもそれらは、日常生活でだれもがすぐ実践できることばかりです「○○をすれば健康になれる！」という極端な方法がブームになるのは、こうしたことを正しく理解せず、コツコツ実行できない人が多いためでしょう。だから手っ取り早い抜け道や、奥の手がほしくなるのかもしれません。

第3章では、あたりまえのことを、「いつ」「どのように」実行すればいいかを、最先端医学に基づき、タイムスケジュールに沿って紹介します。「老けない、太らない、病気にならない体」を実現する「理想の二四時間」です。時間ごとに起こりやすい病気についてもお話しします。

1 老けない、太らない、病気にならない体をつくる朝の過ごし方

朝は、体内時計をリセットし、一日のリズムをつくる最も大切な時間です。夜の良質な睡眠も、実は朝起きた瞬間から始まります。そんな朝の過ごし方としてまず大切なのは、**毎朝決まった時間に起きること**です。朝七時を起床時間と決めたら、休日も、同じ時間に起きるのが望ましいです。休日だからといって、お昼までゆっくり寝てしまうと、そこで体内リズムが大きく崩れてしまいます。

リズムを整える「朝のルーティーン」をつくることで、体内時計はいっそう整います。やがては、目覚まし時計をかけなくても時計遺伝子のリズムが身体を起こしてくれるようになります。

午前7時〜 起床。毎日決まった時間に日光を浴びて親時計をリセット

眠っている間はできるだけ部屋を真っ暗にし、**起きたらカーテンを開けて太陽の光を浴びる。**これが私のおすすめする一日の始まりのスイッチONです。そして**起きる時間は毎日できるだけ同じにしましょう。**親時計のリセットスイッチは、地球の自転と人間のサーカディアンリズムを合わせる大切なスイッチ。一五時間後にメラトニン分泌量を増やすタイマースイッチでもあります。子時計に刺激を与えるのも親時計ですから、体内時計を狂わせないために、起床時間はできるだけずらさないほうがいいのです。

陽《ひ》の光を浴びるといっても、太陽さんさんでなければダメ、というわけではありません。**曇りや多少の雨の日でも、窓際に行けば数分で効果があります。**

太陽光は非常に強烈です。オフィスや自宅の部屋の明かりが五〇〇〜八〇〇ルクスぐらいなのに対して、曇りの日でも窓際は一万ルクス程度あります。二五〇〇ルクス

あれば、親時計のリセットスイッチがONになるといわれています。

朝に陽がささない部屋に住んでいる人は、起きたらまず外に出るといいでしょう。コンビニエンスストアを利用するという手もあります。コンビニエンスストアの照明はとても明るく、一〇〇〇ルクス以上もあります。

コップ一杯の水で血液をめぐらせる

眠っている間は毛細血管が広がり発汗するため、朝の身体は水分が失われています。**朝起きたら、コップ一杯の水を飲む習慣をつけましょう。**時計遺伝子の影響で、六時~七時は、血を固まりやすくする線溶系因子の一つであるパイワンという物質の働きが強くなっています。よって狭心症や心筋梗塞、脳梗塞などを避ける意味でも水分をとることが大切です。また午前中は活動開始に備えて、血圧や脈が高くなっているので、この点でもこれらの病気への注意が必要です。

パイワンという物質は、生活習慣病とかかわりが深い物質です。メタボリック症候群でも、血中のパイワン濃度が上昇します。パイワンは血管内皮細胞や脂肪細胞などから分泌されますが、太った脂肪細胞からはより多く分泌されることもわかっています。太り気味の人や生活習慣病が気になる人は、朝起きたら忘れずに水を飲むことです。

顔を洗う、歯を磨く、髪をとかすといったルーティーンは、子時計に刺激を与え、体内時計のリズムをつくることに役立ちます。儀式とまではいいませんが、ある程度決まったことをパターン化して毎朝行うのは、体内時計の精度を上げ、健康長寿につながります。

何らかの事情で生活が不規則になった、夜の寝つきが悪い、海外旅行のあとで時差ぼけだといった場合は、ことさら意識して朝のパターンを守ると早くリズムが取り戻せます。

午前7時30分～　朝食は起きてから一時間以内にとる

第1章で述べたとおり、最近、腹時計が脳の視床下部背内側核にあり、食事のリズムそのものと関係していることがわかってきました。また、全身の子時計も食事のリズムによって調整されます。「起床から一時間以内に朝食をとることで全身の子時計がリセットされる」ということもわかってきました。これにより親時計と子時計が同期して、全身のリズムがしっかり合うことになります。逆に起床から朝食までの時間がそれ以上あくと、親時計と子時計のリズムがずれてしまいます。さらには、栄養が入ってこないと判断されて、体がエネルギーをためこむモードにシフトしてしまう可能性があります。

一日の中で必要なホルモンがきちんと分泌され、自律神経がしっかり働くためには、親時計・子時計が連動していなければなりません。毎朝同じ時間に光を浴び、起きて一時間以内の同じ時間に朝食をとりましょう。七時に起きるなら、七時三〇分には食べると時間を固定してしまうのです。

寝起きはぼうっとしていても、光をしっかり浴びて、二〇～三〇分後に何か食べれば、完全に起きるモードにシフトします。

朝食は、特に糖質、たんぱく質をしっかりと

朝は、**炭水化物、脂肪、たんぱく質、ビタミン、ミネラルという五大栄養素のバランスがとれた食事**をしっかりととりましょう。

朝は果物を、という人も多いと思います。眠っている間も働いていた脳に糖というエネルギー源をすみやかに補うためには有効です。血糖値が高くなるとインスリンが分泌されますが、インスリンは時計遺伝子ピリオドを誘導するということもわかってきました。ピリオドがきっかけとなってリズム発振が起こり、ホルモンの分泌活動がスタートします。インスリンはなるべく分泌を抑えたほうがいいホルモンですが、朝の場合はある程度出るべきホルモンです。

食事に糖質が入っていなくてもインスリンは分泌されますが、入っているほうがメリハリは出ます。**最近は、低糖質ダイエットや炭水化物カットダイエットが流行していますが、体内時計の働きという点から考えると、朝食まですべて排除する必要はあ**

りません。

また、体内時計の時間合わせのためには、たんぱく質が有効だと考えられています。卵や乳製品、大豆製品を、ぜひ取り入れましょう。さらに、**体内時計の精度を上げるためには、ビタミンB12が有効**です。ビタミンB12はレバーや牛乳、チーズ、魚介類などに含まれます。体の光に対する感度が高まり、睡眠と覚醒のリズムが整います。

飲み物は、野菜ジュース、牛乳などがおすすめです。交感神経を優位にし、体内時計のリズムを整えるホルモン「セロトニン」の原料となるトリプトファンは、卵や乳製品、大豆製品に含まれています。また、バナナも果物の中ではトリプトファンが多く含まれているので、おすすめです。

朝になると自動的にセロトニン分泌量は多くなってきますが、あとでお話しするリズム運動も分泌を促します。また、腹式呼吸もセロトニン分泌を促すことがわかってきました。こうした食べものと運動、腹式呼吸を組み合わせることが、セロトニン分泌にとても効果があります。

夜明けに向かって分泌を増していたコルチゾールは、目覚めてから二〇分で最高値になります。それにともなって腸の活性が上がり、体が排泄モードに置き替わっていきます。そのタイミングに合わせて腸内環境を整えるために、腸内細菌を補助するヨーグルトを食べるのもいいでしょう。

交感神経を高める効果があるグレープフルーツの香りも、目を覚ましてくれます。食べながら香りを楽しんでもいいのですが、降圧剤を飲んでいる人は、薬の種類によっては血圧が下がり過ぎてしまうことがあるので、医師に確認が必要です。アロマオイルなどで香りだけ楽しむ方法もあります。

熱めのシャワーとリンパマッサージで老廃物を外に出す

朝、起きると目やにが出ているのは、夜のメンテナンスによってゴミが出たということです。**朝は全体として体が排泄モードになっています。**シャワーやリンパマッサージで循環を促すと、老廃物をより効果的に外に出すことができます。

朝に熱めのシャワーを浴びると、交感神経を高める効果があると同時に、循環もよくなります。マッサージをすると発汗とリンパの流れが促されて、さらに効果的です。時間に余裕がある人、美容に力を入れたい人は、試してみてください。

リンパマッサージは、あまり力を入れ過ぎずに、リンパ管の流れに沿って、やさしく流すように押していきましょう。リンパは肌の浅いところにあるので、強く押してしまうと逆効果。リンパ管が閉じてしまいます。顔を洗うときも、顔のリンパを流す意識を持つといいでしょう。同時に、顔の筋肉を、筋肉が走っている方向に対して垂直に、少し強めにマッサージする方法も、美肌をつくるのに有効です。手順については私が書いた『身体革命』（角川マガジンズ）ほか、いろいろな本が出ていますので、参考にしてください。

午前8時～9時　早朝の過度な運動は体に悪い

朝の時間帯にランニングなどの運動をする人も多くいます。最近のスポーツジムは、朝もたくさんの人であふれています。関節や筋肉がやわらかくて非常に健康状態がいい人は別として、それ以外の人は、**年齢にかかわらず、朝早くの過度な運動は避けたほうが無難**です。「メタボが気になるから、朝はジムで身体を絞っている」という中高年ビジネスパーソンは、時間帯を変えたほうが賢明です。早朝に運動するなら、ラジオ体操や軽いスクワット、ウォーキングぐらいにしましょう。

のちほどあらためてお話ししますが、この時間帯は、朝の「自律神経の嵐」がおさまったばかりで、体はまだ覚醒しきっていません。事故が起きるとまではいいませんが、何かの拍子で関節を痛めたり、怪我《けが》をしたりするリスクが高まります。

さらにこの時間は、**急性心筋梗塞と脳梗塞が最も起こりやすい時間**です。自律神経の嵐とさまざまな要因が重なって、不整脈も起こりやすくなります。
関連する持病を持っている人は、朝の運動を控えるのはもちろんのこと、この時間の身体の不調に注意が必要です。

午前9時～10時　知的作業と冷静な判断の時間

代謝を促すと同時に、身体を活動モードにして集中力を高めるコルチゾールの分泌は、起床後二〇分ぐらいでピークを迎え、その後も、比較的高い状態が続いています。睡眠のあとですし、朝食をとってエネルギーも補給されているので、**九時頃は頭がすっきりしています。**冷静な判断が必要なことは、この時間帯が適しているでしょう。夜のうちに懸案となるようなメールが来ていたら、この時間帯にじっくり読んで返事をすることです。

午前10時~12時　大切な仕事を九〇分サイクルで行う

一〇時~一二時は交感神経が優位となり、脳波の活動もいよいよ昼間モードになって完全に覚醒します。「幸せホルモン」と呼ばれるセロトニンの分泌が高まることで気分もよくなります。朝九時からの時間帯に引き続き、**一日のうちでも知力が俊敏な時間帯**なので、大切なことを決め、判断ミスの許されない仕事をするといいでしょう。

ただし、活動モードに切り替わったばかりでやる気に満ちているので、会議や商談が必要以上に白熱する危険もあります。**意見を戦わせるような会議よりも、冷静に最終決定をする会議に向いている**と思います。

ここで重要なのは、会議にしてもデスクワークにしても、**九〇分以上続けると能率が低下する**ということです。眠りは、「レム睡眠―ノンレム睡眠」が一セットとなった九〇分の繰り返しだと述べましたが、おもしろいことに、起きている時間帯にも脳波がつくりだす九〇分のサイクルがあります。大学の授業が九〇分なのは、まさに理想的といえます。

正確には八〇～一〇〇分と個人差はありますが、集中していい仕事をしたいなら九〇分ぐらいで区切りをつけ、切り上げるか休憩を入れるかにしましょう。無闇に三時間、四時間と続けてやるよりはかどります。スケジュールを考える際、一時間刻みではなく一時間半刻みにしてもいいでしょう。

午前11時～12時　セロトニン分泌を促すリズム運動で快眠の準備

精神を安定させるセロトニンの分泌は、一二時前後がピークです。ウォーキングやジョギング、サイクリングやダンスなど、一定のリズムで筋肉の緊張と弛緩を繰り返すリズム運動をすると、いっそう分泌を促すことができます。運動によって交感神経も優位になるので、昼の活動が充実します。

まさに研究の最中なのですが、**「寝る一三時間ぐらい前にリズム運動を取り入れることによって夜の睡眠が深くなる」**というデータが集まりつつあります。セロトニンは夜になるとメラトニンに変わります。昼にセロトニンを十分に分泌しておくことでメラトニンが増え、夜の良質な睡眠が確保されるということです。

寝つきが悪い、眠りが浅いなどの問題がある人は、**午前一一時～一二時過ぎの時間を有効活用し、「ちょっとときつめの運動」をしておくのがおすすめ**です。

会社にいるのであれば、昼食前後にちょっとしたウォーキングを、できれば筋トレと組み合わせて行う。家にいるのであれば、ヨガや私が開発に携わったバレトンメソッドなど、室内でできる運動をしてもいいでしょう。買い物に行くときにウォーキングを兼ねてもいいのです。活動的な人はテニス、水泳、ゴルフをこの時間にするのもおすすめです。

通勤や通学のない人、特にリタイアした人は、昼間にゆっくりし過ぎて、交感神経と副交感神経のバランスを崩してしまいがちです。ひどい場合には、うつっぽくなってしまうケースすらあります。昼間に家にいる時間の長い人は、意識して活動的にし、昼の交感神経の働きをしっかり高めるようにしましょう。それが結果的に夜の副交感神経を高めることになり、深い良質な睡眠をもたらしてくれるのです。

またこのようなタイプの人は、食事の時間も、いつでも食べられると思って不規則になりがちです。意識的に決まった時間に食べ、体内時計を狂わせないようにしましょう。

2 老けない、太らない、病気にならない体をつくる昼の過ごし方

交感神経が完全に優位になる午後は、最も活動量が多く、一日のうちで一番長く感じる時間帯です。体のシステムを知って、いっそう充実させましょう。

午後12時〜　昼食も毎日決まった時間に必ずとる

どんなに忙しくても、昼食抜きは厳禁です。昼食を抜くと体内時計が大きく狂い、仕事の効率も下がってしまいます。また朝食を抜いたときと同じように、昼食を抜いても体が飢餓状態にあると判断され、体が脂肪をためこむモードになり、太りやすくなってしまいます。同時に胃腸にかかる負担も大きくなります。二時、三時と時間をずらして食べることも、やはり時計遺伝子がずれる要因となります。体内時計の精度

を保つためには、朝食だけでなく昼食も必ずとり、かつ毎日、できるだけ同じ時間に食べることが大切です。

昼食は出先で外食したり、コンビニなどで買って簡単にすませたりすることも多いでしょう。数種類の野菜が含まれるサラダ、揚げもの控えめのおかず、主食という組み合わせを心がけましょう。

このとき、食べる順番としては、サラダ（野菜）→おかず（たんぱく質）→主食（炭水化物）の順がおすすめです。野菜を最初に食べると、脂肪の過剰な吸収を防ぎ、血糖値も上がりにくくなります。

午後1時〜　昼過ぎに眠くなったら我慢せずに仮眠する

昼過ぎの一時〜二時は、なんとなく眠くなります。よくいわれる「食事をすると血液が胃にいくからだ」というのも一部は本当です。しかし最近では消化のためだけではなく、時計遺伝子の影響もあると考えられています。

体内時計には、二四時間一一分のサーカディアンリズムがあります。このサーカディアンリズムは、時計遺伝子によってコントロールされ、**昼間の一時か二時頃に体温が下がり、自然に眠くなるようにプログラミングされている**のです。その意味で、ヨーロッパのシエスタタイムは、理にかなっているといえます。

この時間帯に眠くなってしまっても、それは生理的なものと割り切り、無理に仕事や勉強を詰めこむのはやめましょう。眠気を必死に我慢するよりも、「そういうメカニズムだ」と思って休息したほうが効率が上がります。**五〜一五分仮眠するだけで、頭がすっきりします。**

ただし、三〇分以上昼寝をすると、ノンレム睡眠まではいかないものの深い眠りに移行するので、時計遺伝子がずれてしまう可能性があります。タイマーを使うと眠り過ぎてしまうのを防げます。「眠るなんて許されない」という環境なら、できるだけシンプルな仕事、あまり覚醒していなくてもできる作業をこなす時間にあてましょう。

午後2時〜 創造性・記憶力が高まる時間

午後二時〜五時頃は、一日のうちでも一番いろいろなことができる時間です。活動量が最も多い時間に体がベスト・コンディションになるように、時計遺伝子がコントロールしているともいえます。

まず**二時頃には、感情の働きが豊かになり、創造性がピークとなります。**理由の一つは、昼食をとって栄養が補給され、血中のたんぱく質が増えているからです。時計遺伝子の働きで赤血球が増加し、それにともなって細胞に酸素を運ぶヘモグロビンも増えてきます。交感神経も完全に優位になっており、活動に必要なホルモンもたっぷりと分泌されます。こうした条件が整うと精神活動も十分になるので、創造性が豊かになるのです。**記憶力が高まるのもこの時間帯です。**

この時間帯は、企画を練るなど、創造性を発揮できる仕事をするのに向いています。

勉強の場合も、単純な計算問題などより、考えて解く問題や、文章を書く勉強などがいいでしょう。昼間に時間の余裕がある人は、アート系の習い事などをするのもおすすめです。

午後3時〜 身体能力が最高になる時間

午後三時〜五時頃は、交感神経活動が一日のうちで最も活発になります。心拍数が増え、血圧が上昇し、肺の機能も最も高くなります。体調がいい人であれば、体温が起床時より一度ぐらい上がります。全身の骨格筋の収縮力も最大になるため、運動や作業のエネルギー効率がよくなります。

スポーツの世界では、この時間帯に世界記録が出やすいという統計結果があります。アスリートや体を鍛えている人は、このタイミングを意識して、試合や練習のスケジュールを立てるとよいでしょう。

ハーバード大学の私の研究室でも、この体内時計の研究結果を応用してメジャーリーガーや、プロバスケットボール選手、アメリカンフットボール選手などのパフォーマンスの解析を行い、それを利用して画期的な成績が得られています。また、私自身もこれらの研究結果を応用し、メジャーリーガーやプロ野球選手に直接アドバイスを行い、やはり素晴らしい実践成果を得ています。

アスリートではない一般の人にとっても、**仕事や勉強、家事などをバリバリこなすのに、最も適した時間帯**です。

午後4時～　落ち着いて一日の仕上げをする時間

午後四時ぐらいになると、上昇していた交感神経が高いまま横ばい状態になり、落ち着いた気分になってきます。攻撃的になることもないので、**話し合ったり、情報交換したりするのに適した時間帯**です。

交感神経の高止まり状態と、肺、心臓の機能が高い状態が重なり、脳の働く条件が整うため、**夕方に近づくにつれ計算が速くなったり、脳の回転がよくなったりします。**

残った事務作業などをこの時間帯に片付け、一日の「仕上げの時間」にしましょう。

脳は本当に「甘いもの」をほしがるのか？

午後は間食をしたくなる時間ですが、「甘いもの」については二つの説があります。

「脳がエネルギーとして吸収できるのは糖分だけだ。だからエネルギー補給のために甘いものを食べるといい」

「甘いものを食べるとインスリン分泌量が一気に上がるから、体によくない」

たしかに脳の主なエネルギー源はブドウ糖ですが、**食事でご飯などの炭水化物をとっていれば脳のエネルギー源としては十分**です。昼に食べた炭水化物は、仕事や勉強で脳を酷使する人でも、五、六時間は持ちます。また、仮にブドウ糖が一時的に途絶えても、脳は脂肪の分解産物であるケトン体を栄養分として利用することができます。

一方、チョコレートやクッキーなどに含まれている糖分には、血糖値が急激に上がってインスリンが過剰に分泌されるおそれがあるので注意が必要です。

こうなると「甘いものはいらない」という結論になってしまうのですが、私は、必ずしも禁じる必要はないと考えています。私自身、甘いものは好きで、論文を書きながらチョコレートをつまんだりします。

甘いものを我慢するあまりイライラすると、それがストレスになって体にとってはデメリットです。甘いものに限らず、嗜好品《しこうひん》をどう楽しむかは、メンタルへの影響も含めたプラスマイナスを考えるのがいいでしょう。

目安としては、**間食を毎日の習慣にしない**こと。ごほうびや気分転換として位置づけ、タイミングを考えて適量を食べるようにしましょう。第1章でお話ししたように、**朝六時〜午後三時ぐらいの間は、脂肪の合成を促進する時計遺伝子ビーマル1が少ないため、甘いものをとっても太りにくい時間帯**といえます。

またナッツなど、糖質が少なく各種ビタミンや良質な脂肪がとれるおやつを取り入れる方法もあります。

糖質をとり過ぎてしまう原因として、チョコレートやケーキよりも危険なのは、甘い炭酸飲料などの清涼飲料水です。含まれている糖分の量が多いうえに、吸収が早いので、生活習慣病に直結するおそれがあります。これも嗜好品なので完全にゼロにするのは難しいかもしれませんが、**「飲み物では糖分をとらないのが原則」**と決めておくぐらいでちょうどいいと思います。

健康ドリンクやスポーツドリンクも注意が必要です。中にはコーヒーや紅茶ではありえないほどの高濃度なカフェインが含まれているものや、糖分が飛び抜けて多いものがあります。健康を気づかって飲んでいるつもりが、逆に健康を損なう結果になりかねません。

カフェインの効果は四、五時間続くので、夕方飲むとその日の眠りにも影響します。カップ一杯のカフェイン含有量は、多い順にコーヒー、紅茶、緑茶となります。寝つきが悪い人や、よく眠れていないと感じている人は、ハーブティーでリフレッシュするというのも一案です。

午後5時〜「ちょっときつめの運動」で成長ホルモン分泌を促す

夕方五時を過ぎても、筋肉の強さと関節の柔軟性は高いままなので、運動には適した状態が続きます。

夕方五時からは、体を鍛えている人、スポーツをしている人にとっては、トレーニングに最適な時間帯です。

運動をすると、筋肉のグリコーゲンが分解されて乳酸ができます。乳酸が筋肉に蓄積されると運動がしにくくなるのですが、この時間は、乳酸ができてもすばやく血中に放出されるので、運動に適しているのです。

夕方はまた、時計遺伝子の働きで、ＴＳＨという甲状腺刺激ホルモンの分泌が増加します。ＴＳＨは、脂肪を持久性の運動のエネルギーとして消費するように促す作用があります。ＴＳＨの分泌を高めると、マラソンなどの競技に効果があります。

アンチエイジングという点では、夕方六時以降の運動が効果的です。先ほどもお話ししたように、筋肉が傷つくと乳酸ができ、それが信号になって成長ホルモンが出ます。成長ホルモンの効果は五、六時間継続します。夜の八時〜九時に運動すれば、最初の深い眠りで分泌される成長ホルモンと合わさって、より効果的に体のメンテナンスをすることができます。

ただし、激しい運動は交感神経を優位にするので、睡眠に問題を抱えている人は夕方から夜にかけての運動は避けましょう。このタイプの人は午前中の一一時〜一二時にリズム運動をして、セロトニンをたくさん出すほうがいいのです。

「夕方から夜が運動に適している」といっても、現実にはその時間、ジムで筋トレをしたりランニングをしたりするのは、難しいという人もたくさんいます。仕事はそれほど都合よく終わりませんし、主婦であれば夕方は食事の支度で大忙しの時間帯。家族に子どもやお年寄りがいても、やるべきことは増えます。

いろいろなパターンがあると思いますが、たとえば会社勤めの人は、会社で数分、腕立て伏せ、腹筋運動、スクワットなどの無酸素運動をしてから帰路につき、一駅前で降りてウォーキング（有酸素運動）をしながら帰るなど、通勤時間を有効活用する工夫をしてみましょう。
運動の詳しいやり方は、一八五～一九〇ページを参照してください。

3 老けない、太らない、病気にならない体をつくる夜の過ごし方

午後に活動のピークを迎えた身体は、夜に向けて、再び副交感神経優位の休息モードへと入れ替わっていきます。

午後6時〜7時　味覚が高まり「おいしさを感じる」時間

夕方になり、六時を過ぎると、血圧や中性脂肪が高まってきます。コルチゾールの分泌が低下することで味覚が高まってくる時間でもあるので、この時間は**おいしいお酒や食事が、いっそうおいしくなります。**ちなみに、味覚が最低レベルまで落ちているのはコルチゾールの数値が高くなる早朝です。

「毎日、六時に夕食スタート」というのは難しいかもしれませんが、ビジネスの会食

や友人同士の集まりでレストランに行くようなときは、この時間帯に予約を入れるといいでしょう。しかし、お酒とともに美食を楽しむのは「たまのお楽しみ」にすること。長寿遺伝子のところでお話ししたように、会食が続いたら、翌週は腹七分目を意識し、カロリー制限をするなどして、調整するといいでしょう。

ストレスが多いと感じている人や、日中の活動量が少ない人は、この時間に笑いを取り入れることをおすすめします。笑うことで自律神経のバランスが整い、免疫が活性化されます。さらにβエンドルフィンという快楽物質が分泌され、ストレスが軽減されます。

一方、七時を過ぎると尿酸値が高くなります。胃酸がだんだん増加し、副腎皮質ホルモンは低下を始め、**痛み、かゆみに敏感になる時間帯**になります。

午後8時〜9時　夕食は「早めに・カロリー控えめ・野菜から」

六時は無理だとしても、ふだんの食事は八時ぐらい、遅くとも九時までに終えているのが理想です。第1章で述べたとおり夜は、ビーマル1という時計遺伝子の働きで体が脂肪を貯蓄するモードになってしまうため、**夕食の時間が遅くなればなるほど、健康と若さは遠のきます。**

また夜遅く食べると、朝になっても消化しきれないため、朝食が食べられなくなってしまいます。これは時計遺伝子を狂わせる大きな原因にもなります。

一日の総摂取カロリーのうち夕食時に八割をとると、コレステロール量も体重も増え、時計遺伝子がずれるというデータがあります。できるだけ早い時間にすませるとともに、カロリー控えめ、腹七〜八分目を常に意識したいところです。

五大栄養素をバランスよくというのは朝食・昼食と変わりません。夕食は朝食・昼食よりも選択の幅が広いでしょうから、ぜひ旬の食材を積極的にメニューに取り入れましょう。また、**骨を強くしたいなら、カルシウムをこの時間にとると効果がありま す。**日中は古い骨を破骨細胞によって溶かし、カルシウムとして血液中に放出する「骨吸収」の作業が中心です。ところが日が暮れると、カルシウムを蓄積する「骨形成」モードになります（このメカニズムについて第4章であらためてお話しします）。

女性は骨粗しょう症になりやすいので、特に気をつけるといいでしょう。

軽めの夕食でぜひ心がけていただきたいのは、**よく噛んで食べること**です。たとえば一口ごとに三〇回以上噛んで時間をかけて食べると、その間に満腹中枢がだんだん刺激されて、過剰なカロリー摂取を防げます。

先にお話ししたように、**食べる順番は、野菜→たんぱく質→炭水化物の順が基本**です。

このように同じものを食べても、「いつ」食べるか、「どうやって」食べるかで、体への影響は大きく変わってきます。

午後9時〜　携帯・スマホ・パソコンをOFFにする

睡眠中、体は再生工場となって、健康と若さを保つためのさまざまな営みが積極的に行われます。そして睡眠の質は、夕食をすませたあとの数時間をどう過ごすかで、変わります。

実は人は、意思の力で眠ることはできません。じゃんけんをするときは「チョキを出すぞ」と思ってチョキを出していますが、「眠るぞ」と思って眠りにつくことはできず、眠るときはいつの間にか眠っているのです。英語で眠ることを「fall asleep」といいますが、まさに「眠りに落ちる」わけです。

スムーズに「眠りに落ち」、**良質な睡眠をとるためのポイントは「メラトニンの分泌を促す」「夜に向けて副交感神経優位のバランスを乱さない」の二つ**です。

その日の朝、七時に起きていれば、一五時間後の夜一〇時頃にはメラトニン分泌が高まってきます。しかしメラトニンは光に反応しやすく、親時計である視交叉上核が明るい光をキャッチすると、すぐに分泌が抑えられてしまいます。夜になったら部屋の明かりは抑えめにしましょう。

薄明かりはまた、副交感神経を優位に保って、リラックスさせる効果もあります。暖色系で一五〇ルクスぐらいの明かりが、脳を最もリラックスさせるといわれています。

ブルーライトという言葉を聞いたことがあるでしょうか。携帯やスマホ、パソコンの画面からは、「ブルーライト」という強い光が出ています。ほかの光と違って、ブルーライトは目の角膜や水晶体で吸収されず、網膜まで届いてしまいます。そして、**ブルーライトは、メラトニンの分泌を抑制するほか、網膜に影響を与えて、目を疲れさせる**などといわれています。また、携帯やスマホ、パソコンから出る、目に見えない電磁波も、メラトニンを壊してしまうといわれます。

ブルーライトや電磁波の影響はまだ研究途上ですが、**九時以降、遅くとも一〇時以降は、メールチェックもインターネットもやめて、携帯、スマホ、パソコンのスイッチをOFFにする**ことをおすすめします。

「自分は寝つきがいいから、そこまでしなくても大丈夫」という人もいるでしょう。しかし、メラトニンには眠気を促すだけでなく、抗酸化作用と強い免疫力の促進作用もあります。目から入ってくる光の刺激と電磁波でメラトニンの分泌が減ってしまうと、たとえすんなり入眠できても、眠っている間の再生工場の仕事に影響します。

たとえば、昼間に出たフリーラジカルを中和する作用が数十％低下し、免疫力を高めてがん細胞やウイルスを殺す作用も数十％低下します。メラトニンにはまた、成長ホルモンの分泌を促す力もあり、眠っている間のメラトニンが減ると成長ホルモンも減ってしまうので、アンチエイジング効果も落ちてしまいます。

光の影響だけではありません。自律神経は時計遺伝子に支配されていますが、**夜になっても仕事をしたりゲームをしたりしていると、交感神経が優位になってしまいます。**そうなれば「目が冴えて眠れない」ということになり、時計遺伝子も狂っていきます。

ハーバード大学の私の研究室の最新データでは、「テレビ画面はパソコンのモニターほど視覚的には問題ない」という研究結果が出ています。夜の過ごし方としてはとにかくリラックス。家族で会話を楽しむ、テレビ、ＤＶＤ、音楽鑑賞、読書などがおすすめです。ただし、大音響や刺激的な内容は、交感神経を刺激してしまい、副交感神経優位のバランスが崩れるので注意が必要です。

午後10時～　頭痛、歯痛、かゆみに注意

夜一〇時～一一時ぐらいにかけて、頭痛がしたり、歯が痛くなったりすることがよくあります。時計遺伝子の働きにより、痛みを抑える副腎皮質ホルモンの分泌量がだんだん低下してくるためです。

逆に、副腎皮質ホルモンがたくさん出ている昼間の二時～三時ぐらいは、あまり痛みを感じません。仕事などで何かに集中しているときも副腎皮質ホルモンの分泌は高まるため「夢中になっていたら、歯が痛いのを忘れていた」といったことが起こります。

副腎皮質ホルモンは皮膚の感受性にも関係するので、アトピーの人が激しいかゆみを覚えるのも、この時間が多いようです。そのような症状のある人は、この時間帯に合わせてあらかじめ投薬することにより、効き目をより効果的にすることが期待できます。

午後10時〜　ぬるめの半身浴で副交感神経アップ

入浴は日本人ならではの素晴らしい習慣です。気持ちがよくてリラックスするだけでなく、睡眠中の身体の再生工場をより効果的なものにするプロセスだと位置づけることができます。

入浴には、身体の清潔を保つことに加えて、主に三つの効果があります。

①リラックスして副交感神経を優位にする
②体温をいったん上げて眠りにつきやすくする
③血管を若返らせる

体温は時計遺伝子で動く自律神経にコントロールされています。昼は高く、午後三時ぐらいが高さのピーク。夜になると下がってきて、夜中の三時ぐらいが低さのピークです。ちなみにここでいう体温とは「深部体温」で、皮膚の表面の体温ではありません。

ちなみに、深部体温は直接測定することが難しいのですが、わきの下や口の中、鼓膜や直腸の温度は深部体温に近いとされています。体温計をわきの下に入れて測ることが多いのはそのためです。

副交感神経の働きが高まると末梢《まっしょう》の毛細血管が開いて血液が移動し、身体の中心部の血液はやや少なくなります。血液が身体の表面に行くことで、身体に蓄えられていた熱が放散され、深部体温は低下します。「眠くなると手が温かくなる」というのは、体温が上がっているのではなく、手から熱を放散している状態で、逆に体の深部体温は下がっているのです。

私たちの体には、「体温が下がると入眠する」という性質があります。夜になれば何もしなくても体温は低下していくのですが、**入浴でいったん体温を上げると、「徐々に放熱して深部体温を下げる」という働きが強化され、いっそう気持ちよく眠ることができます。**

入浴により副交感神経の働きが強まり、末梢の毛細血管が開くことで、ホルモンや抗酸化物質といった「道具」が含まれた血液をすみずみまで届ける「経路」ができて、フリーラジカルや、それらによってできた傷が夜の間に「時間」をかけてメンテナンスされます。また、身体のコアの部分の深部体温が下がるため、脳や神経系はクールダウンして休みをとれます。

また、**入浴すると、全身の血管から一酸化窒素が分泌されるので、血管がしなやかに若返ります。**新陳代謝が促進され、リンパの流れが促されることで、老廃物を外に出すことにもなります。

シャワーだと血管を十分に開く効果が期待できないうえ、肌への強い刺激で交感神経優位になる可能性もあるので、お湯につかりましょう。適切なお湯の温度は三八〜四一度。心臓に負担がかからない半身浴がおすすめです。二〇〜三〇分入っていると、汗がだんだん出てきます。水分を補給しながら、ゆっくり入りましょう。

温度には好みもあります。また、「ぬるいと風邪を引く」という冬場などは調整していいのですが、できるだけ熱いお湯は避けましょう。熱過ぎるお湯の場合、たとえば**「四二度以上で長湯し、体温が二度以上上がると血小板が固まりやすく、血栓ができやすくなる」**というデータもあります。また、熱過ぎると交感神経優位になったり、体温が上がり過ぎてしまって、入眠しにくくなったりする可能性があります。睡眠に近い時間帯にはおすすめできません。

微小な泡が出るジェットバスや炭酸入浴剤は、泡の刺激で全身の毛細血管の血流をよくします。泡がはじけるときに超音波が出て、超音波マッサージができるという研究結果もあります。これらの効果は、全身の血管の健康を保つことにつながります。また、副交感神経を優位にすることにもなり、よりよい睡眠をもたらしてくれることにもなるでしょう。

入浴剤は毎日使わなくても、「最近、よく眠れない」「忙しくて疲れている」「仕事のし過ぎで帰宅してもテンションが高いままだ」といったとき、副交感神経への切り替えをスムーズにするためのアイテムとしておすすめです。

また半身浴をしている間や、入浴後に、軽いストレッチ運動をすると、血流はさらによくなります。

入浴について一点注意したいのは、浴室の中と外の温度差です。冬の寒い時期など、血管がしまっているときにいきなり熱い湯につかると、心臓や脳血管系の疾患の危険性が高まります。脱衣所はあらかじめ温めておき、風呂上がりはしっかりと服を着るといった工夫をしましょう。

午後11時〜 寝る前に飲んでいいのは水、ハーブティー、ミルクだけ

寝る前に飲んでいいのは水、ハーブティー、ミルクだけです。カフェインの覚醒効果は四、五時間続くので、コーヒー、紅茶、緑茶は八時まで。アルコールをとるのも、夕食をとる時間と同じ八時頃まで。せいぜい九時ぐらいで切り上げておかないと、睡眠に悪影響を及ぼします。

繰り返し述べているように、眠っている間の身体では、ホルモンや抗酸化物質がメンテナンスを行います。しかし**寝る前にお酒を飲むと、肝臓はアルコールの代謝のためにフル稼働せねばならず、全身の老廃物の代謝や自身のメンテナンス作業ができないまま朝を迎え**て、疲労がたまっていきます。

またアルコールには副交感神経を優位にして入眠を促す作用がありますが、これは最初だけです。**いったん眠りについても、アルコールが醒《さ》めるに従って交感神経が優位になり、眠りが浅くなってしまいます。**

また、泥酔して寝てしまうという場合、その眠りは本来の睡眠ではありません。アルコールの作用により中枢神経が麻痺した状態なので、**睡眠というよりは気絶しているようなもの**です。この間は、体の再生工場の働きもストップしています。深酒をすると、ぐっすり寝たような気がしても、翌朝にぐったり疲れが残っているのはそのためです。

代謝系のリズムの変化が起こるこの時間帯は、痛風の発作も起きやすくなっています。副腎皮質ホルモンの減少で痛覚も敏感になっているため、発作が起きるといっそうつらくなります。「風呂上がりのビール」の誘惑に勝つためにも、痛みを引き起こさないためにも、痛風の人は早めに寝るほうがいいでしょう。

一方、ミルクにはメラトニンの原料になるトリプトファン、精神神経系を安定させるカルシウムが含まれています。寝る前はカロリーのあるものの摂取は控えたいところですが、**寝つきがよくない人には、ミルクがおすすめ**です。

「太る」だけではない夜食のデメリット

夜、寝る前にお菓子や果物をつまむ、小腹が空いてカップラーメンを食べる人は、確実に太ります。夜一一時ぐらいになると**朝までの飢餓状態に備え、脂肪をためこもうと促す時計遺伝子ビーマル1の動きが活発になる**ためです。

しかし、太るというのは、たくさんある「夜食デメリット」の一つに過ぎません。**夜食べることは、百害あって一利なし**です。

食べて消化するというプロセスでは、副交感神経が働くためにリラックスモードになり、眠くなってきます。「できるだけローカロリーのものを食べ、満腹で眠くなったら、すっと寝てしまえばいい」と思うかもしれません。

しかし、翌日の朝食で全身の子時計、腹時計をしっかりリセットするためには、その前にある程度の空腹時間が必要です。夕食を八時〜九時にとって朝食を七時〜八時にとれば、最大一二時間の空腹時間を確保できますが、一一時以降に夜食を食べてしまっては台無しです。

さらに寝る前に食事をすると、眠っている間も消化活動が続いてしまい、肝臓の時計遺伝子がコントロールしている代謝系の機能が落ちて、修復・再生のメカニズム全体が低下します。寝る前にアルコールを飲んだときと同様、臓器のメンテナンスができないのです。夜食のカロリーで太ってしまうことより、**遺伝子レベルで、体の仕組み全体にダメージがある**ことのほうが深刻なのです。

夜に多く食べると顕著に体重が増え、コレステロールも高くなることは、私たちの研究結果からも明らかです。「食べる時間が不規則だと、夜に多く食べていなくても、コレステロールは上がる」というデータもあります。

脂肪には皮下脂肪と内臓脂肪があります。健康な人であれば、時計遺伝子ビーマル1の働きにより、どちらの脂肪も、夜はためこみ、昼は消費モードとなって、脂質が代謝されます。ところがメタボリック症候群の人の場合、このビーマル1が壊れていることがわかってきました。皮下脂肪の細胞では正常に働いているものの、内臓脂肪では働きが阻害されているのです。

不規則な生活や偏った食事は睡眠不足やメタボリック症候群につながり、メタボリック症候群になると時計遺伝子も壊れていきます。夜間のメンテナンスが妨害され、ほかの病気にもかかりやすくなるうえに老化が進行します。夜に食べることが体にもたらす悪影響は、たんに「太る」こと以上に深刻です。

午後11時〜 風邪を引いたらとにかく早寝を

夜一一時〜一二時は自律神経の働きで胃液の分泌が高まってくるため、胸焼け、逆流性食道炎が起こりやすい時間です。一般的に胃潰瘍ができやすい時間でもあります。痛みで眠れなくなると、夜中の身体メンテナンスができずにさらに胃の状態が悪化するので、思いあたる人は医師に相談し、痛み止めや治療薬を服用するといった対策をとりましょう。

この時間帯はリンパ球の働きも高まってきます。免疫系は簡単にいうと、細菌をやっつける「顆粒球」、ウイルスを攻撃する「リンパ球」、ばい菌や異物を見つけて免疫系に伝達したり、自ら食べたりする「マクロファージ」の三つがあります。

交感神経に支配されている顆粒球は、怪我や細菌が侵入してくるリスクに備えて昼間に多く分泌され、**副交感神経に支配されているリンパ球は、風邪やインフルエンザなどのウイルスやがん細胞と戦うために、夜に、より活性化します。**

風邪を引いたとき、夕方から夜にかけて「具合が悪い、熱っぽい」と感じるのは、体の中でリンパ球が戦っているためです。眠っている間にリンパ球がウイルスを退治すれば、「夜中に寝汗をいっぱいかいて、一晩したら風邪がよくなっていた」となります。「風邪を引いたらとにかく早寝を」といわれるのはこのためです。

午前0時～　寝室の明かり・温度を調整して「おやすみなさい」

一日の活動で乳酸が蓄積された身体は、夜一一時～一二時に、疲労を感じるのもピークを迎えます。日付が変わらないうちに床につきましょう。

眠っていても光は視覚刺激として入ってくるため、睡眠中は光ゼロが望ましいのです。「真っ暗にすると眠れない」という人は、二〇～三〇ルクスぐらいのほのかな明かりにしましょう。薄明かりならメラトニンに影響がありません。

眠りへと移行を始めた身体では、皮膚表面の血流量が増加します。手足など末端から熱がさかんに放散され、深部体温は下がってきます。

夏、気温が高過ぎると、皮膚から熱がうまく放散されません。暑過ぎて眠れない場合は冷房をつけて、身体にたまった熱を外に逃がしながら深部体温を下げます。ただし、冷房をつけたままにすると表面の毛細血管が収縮し、血流が滞ってしまいますので、タイマーなどで調整したほうがいいでしょう。

冬も、寒過ぎて眠れないのは困りますが、深部体温が下がるのを促すためには、室温や寝具は、ほどほどの温かさがよいでしょう。

「お腹を冷やしてはいけない」というのは医学的にも理にかなっています。**腸管には有益な細菌や免疫細胞が一〇〇兆個もあるとされ、冷えると働きが低下してしまいます。**夏であってもタオルケットなどを用意し、腹部を冷やさないことが大切です。

入眠すると、体温が急速に下がり始めます。最初のノンレム睡眠で成長ホルモンが分泌され、細胞分裂がさかんになってきます。その後、次第に古い細胞と新しい細胞が入れ替わり、全身の器官が修復されていきます。

4 老けない、太らない、病気にならない体がつくられる睡眠中の時間割

午前1時~2時 メラトニン・成長ホルモンのゴールデンタイム

夜一二時前後に寝たとすると、午前一時~二時ぐらいは最も深い眠りが訪れる時間帯で、この時間帯に一日のうちで最もたくさんの成長ホルモンが分泌されます。前にもお話ししたように、成長ホルモンは時計遺伝子には支配されておらず、寝入りばなの最も深いノンレム睡眠の時間帯に最も多く分泌されるメカニズムになっています。

また、メラトニンにも成長ホルモンを増やす効果があるので、まさに**この時間帯は健康と若返りのホルモンのゴールデンタイム**といえます。

この時間は汗もたくさんかきます。

さらにこの時間は、プロラクチンというホルモンが分泌されます。男女問わず脳の

下垂体の前葉で分泌されますが、女性の場合は胎盤や子宮でもつくられます。プロラクチンは成長ホルモンとよく似た構造になっています。乳腺のもとのようなところを成長させ、妊娠とも深い関係があります。もともとは成長ホルモンの仲間であり、成長ホルモンが「自分自身の身体をつくる」働きをするのに対して、プロラクチンは「子孫をつくる」方向に働くものだと考えられています。妊娠中の人や子どもがほしい人、産後の授乳期にあるお母さんは、ぜひ熟睡してこのホルモンをたっぷりと出すようにしましょう。

同じ時間帯に分泌されるのがドーパミンです。興奮や活力のイメージが強いドーパミンが真夜中に出るというのは違和感があるかもしれませんが、この時間につくられたものがストックされ、日中に使われます。**スポーツ選手はもちろんのこと、大きなプロジェクトを抱えていて頑張りが必要なビジネスパーソンも、この時間の熟睡を心がけるとパワーが出ます。**

午前3時～ 「寝ながらダイエット」が始まる美容タイム

夜中の三時～朝の七時には、脂肪細胞を分解するコルチゾールの働きが高まってくると考えられています。夜八時に夕食をすませたとすると、すでに七時間絶食しているので、体はほぼガス欠状態です。そこで、**コルチゾールは体に蓄えられた脂肪をエネルギーとして使いながら、細胞のメンテナンスをします。**いってみれば「寝ながらダイエット」が行われている時間帯です。

一二時前後に寝たとすれば、三時頃までの間の最も深い睡眠中にたっぷりと分泌された成長ホルモンが、血管をとおって全身に運搬され、全身でメンテナンスが行われます。抗酸化作用と免疫力にかかわるメラトニンも行き渡り、身体は再生工場と化しています。**昼間にダメージを受けた皮膚の修復も、この時間帯に行われます。**

美しくなりたい人、若々しく元気でいたい人は、三時からの数時間も引き続き、しっかり眠ることが大切です。逆にいえば、二時、三時まで起きている夜型生活の人や、メンテナンス作業が終わらないうちに起きてしまう短時間睡眠の人は、このチャンスを逃しているということです。

がん細胞は夜中に活発になる

三時〜四時は深部体温が最も下がっているために臓器のメンテナンスがうまくいきますが、がん細胞が活発化する時間でもあります。**がんには、体温が下がると増殖する性質があるため**です。

「午前中は心筋梗塞や狭心症が多い」
「季節の変わり目にアレルギー性の疾患が増える」
「寒くなったら、血が詰まったりする病気が多い」

これまで医療の現場で経験的に知られていたことが、時計遺伝子やサーカディアンリズムの研究によって科学的に解明されつつあります。

たとえば、時計遺伝子が、血液を固まらせる「線溶系因子」を刺激する時間は朝なので、「午前中は心筋梗塞や脳梗塞が多い」という現実があります。時計遺伝子は、脂質代謝にかかわる因子や細胞分裂にかかわる因子など、さまざまな因子に情報を伝達しています。近い将来、時計遺伝子のリズムを医療現場に取り入れ、「最も効果が期待できる真夜中に抗がん剤を投与する」といった治療法も出てくるでしょう。

私たちの体には、**毎日がん細胞ができ、一日に五〇〇〇個も生まれる**とも考えられています。それが発病に至らないのは、顆粒球とリンパ球をはじめとする免疫システムが身体に備わっており、その日にできたがんを、その日のうちに治してくれているからです。これはすなわち、**夜のメンテナンスがうまくいかないと、がん発症のリスクが増える**ことを意味しています。免疫システムは時計遺伝子に左右されているので、体内時計のリズムに合った規則正しい生活をすることは、がんを予防するためにも大切です。

実際、シフトワーカーと呼ばれる国際線パイロット、客室乗務員、看護師などでは、前立腺がん、乳がん、大腸がんの発症リスクが明らかに高まるという統計も出ています。

午前4時～ なぜ、年をとると明け方に目覚めてしまうのか

明け方にかけて睡眠の後半になってくると、時計遺伝子のリズムに従って深部体温はだんだん上昇し、浅い眠りであるレム睡眠が増えてきます。脳はさかんに夢を見て、海馬で記憶の整理をしながら覚醒の準備をします。深部体温が上がっていくぶん、末梢の血流量は低下していきます。

夜には抗利尿ホルモンといって尿意を抑えるホルモンが分泌されますが、特に四時～五時は、最も多く出るように調整されています。眠りが浅くなる頃に尿意が強まると、体のメンテナンスが終わらないうちに目が覚めてしまうからです。

ところが**抗利尿ホルモンは加齢によって減少します。**ストレスで神経質になったり、眠りが非常に浅かったりしても、分泌が阻害されます。「年をとると夜中に何度もトイレに行きたくなる」「トイレに行きたくて早く目が覚めてしまう」というのは異常なことではなく、老化現象の一つなのです。

「トイレに行って目が覚めてしまったら、無理に寝ようとしないで、そのまま起きてしまうのがいい」という人がいます。多忙と加齢が重なる五〇～六〇代の経営者の中には、夜中に目覚めてベッドの中で仕事のことを考えているうちに何かひらめき、夜明け前に起き出して仕事を始めてしまう人もいます。

しかしいったん目が覚めても、我慢して目を閉じていればまた眠くなるように、眠りのサイクルはできています。体のリズムを考えれば、眠りを継続したほうがいいのです。**夜中や明け方に目が覚めたら、そのまま起きずに、目を閉じていましょう。**

再びスムーズに眠りにつくためには、**トイレに立つ際、いきなりこうこうと明かりをつけない**こと。視覚的な刺激で交感神経を上げたり、メラトニンを損ねたりしないようにします。暗闇を移動して転倒するのも危ないので、薄明かりが安心です。

寝室に戻ったら、すぐに布団に入って目を閉じること。なんとなく携帯やスマホを手にしてメールをチェックしたりすると、電磁波とブルーライトの光の刺激でますます眠れなくなります。

「最近、夜中によく目が覚める」という人は、リラックスできる静かな音楽を用意しておく、ラベンダーのアロマを寝室に使うなど、目をつむっているうちに再び眠れるような工夫をするといいでしょう。

午前5時〜6時　「自律神経の嵐」が起こる

朝に向けて、副交感神経優位から交感神経優位へと自律神経の交替が行われます。ギアチェンジのようにすんなりいくわけではなく、**しばらくは両方が入り乱れた「自律神経の嵐」が続きます。**それがだいたい、朝の五時〜六時、もしくは七時ぐらいまでだと考えられます。

朝、起き出す時間帯に不整脈、喘息発作、冠動脈のけいれんによって起きる異型狭心症を多く発症するのは、自律神経の嵐の影響です。リウマチなどの関節炎が悪化したり、花粉症などアレルギー性鼻炎の人が朝、くしゃみとともに目覚めるのも、自律神経の嵐によるものです。

嵐がおさまると、交感神経の働きが高まってきます。食べものをとっても血糖値が上がり過ぎずにすむように、インスリンの分泌も高まってきます。**こうして体は体内時計のリズムに従って、目覚めのときを迎える**のです。

「老けない、太らない、病気にならない」体は眠っている間につくられる

ここまでお話ししてきたように、睡眠とは、ただ体を休ませるためのものではありません。睡眠中は、全身の細胞で、とても大事な活動が行われています。まとめると次の五つです。

①体を成長させ、再生させる
②免疫力を高め、病気を治す
③体の中にできた老廃物を排除する
④翌日の活動に備え、酵素をつくる
⑤脳と精神神経活動のメンテナンスを行う

これらが、私が睡眠を体の再生工場と呼ぶ理由です。

この再生工場をフル稼働させるには、それなりの工夫が必要です。そのポイントが、睡眠中に、体の二大コントロール系統であるホルモン系、自律神経系の力を最大限引き出すこと。具体的には夜一二時前に寝て、朝七時に起きること（もしくは夜一一時に寝て、朝六時に起きること）。そしてここまでお話ししてきたように、起きている時間帯に、食事や運動に気をつけて、眠りの質をよくすることです。

これにより、あとは**眠るだけで、老けない、太らない、病気にならない体がつくられる**のです。

ごく最近の研究で、睡眠不足が全身の遺伝子の働きに大きく影響を与えることがわかってきました。具体的には、**毎晩六時間以下の睡眠で一週間を過ごした場合**、体内時計、炎症系、免疫系、ストレス反応、新陳代謝などに関係している七一一個もの遺伝子の働きに影響が出て、**肥満や生活習慣病、心臓病などを発病するリスクが上昇する**ことがわかったのです。

また、連日睡眠時間が十分な人たちと睡眠時間が不足している人たちについて、四

○時間寝ない実験を行ったところ、睡眠不足の人たちでは、睡眠時間が十分な人たちに比べ、七倍も悪影響が出ることがわかりました。このように、睡眠が体の健康に深くかかわっていることが、遺伝子レベルでどんどん明らかになってきています。

5 生活が不規則な人のための挽回法

時計遺伝子の働きにのっとった規則正しい生活を送ろうと思っても、仕事や家庭の事情で、どうしてもリズムが崩れることはだれにもあるでしょう。以下ではそんなときのための挽回法をお話しします。

睡眠、食事、運動が、健康長寿を支える三つの柱ですが、一つが倒れたからといって全部が倒れるわけではありません。最悪でも一本確保すれば、体へのダメージを最小限に食い止めることができます。

たとえば、睡眠で体内時計のリズムが崩れたときは、いっそう食事に気をつかってこまめに子時計のスイッチを入れる。食べ過ぎ、飲み過ぎが続いたら、運動で調整する。運動ができなければ、食事で調整し、きちんと寝て規則正しい生活を送る。このように、**三つの柱がすべて倒れないように、マネジメントしていく**ことが肝要です。

忙しくて睡眠不足が続くときはどうするか

「眠りたいのに眠れない」という不眠の悩みを抱える人は多くいます。この悩みについては、体内時計を整えることが解決策です。夜の過ごし方など、本書のアドバイスをぜひ取り入れていただきたいと思います。

「時間がなくて眠れない」という場合もあります。忙しくて、徹夜をしないまでも睡眠時間を削らざるをえない。仕事や勉強、家庭の事情などいろいろ理由はあるでしょう。パソコンなどを見ていて、夜更かししてしまうということもままあります。

一九七〇年の調査では、夜一一時に起きている人は四〇%程度でしたが、最近の調査だと七〇%以上の人が起きているという結果でした。「夜一二時前に寝る」という理想どおりの人は、驚くほど少ないのかもしれません。始業時間や営業時間など、社会的な「スタート時間」が遅くなっているわけではありませんから、慢性的に睡眠不足の人が増えているはずです。

三時間、四時間の睡眠が二日続くと血圧や血糖値に影響が出てくることがわかっています。仮に睡眠時間を削らなくてはいけないとしても、連続しないようにします。「今週が山場で寝られない」という場合でも、一日、二日おきに少しでも多く睡眠をとる工夫をするだけでずいぶん違います。

夜中の三時、四時に布団に入るとなると、朝起きるのはつらくなります。フレックス勤務など、時間の調整がきく人であれば、「昨夜は遅かったから、今日は一〇時まで寝ていよう」としてしまうかもしれません。

たしかに寝不足はつらいものですし、体をメンテナンスする時間がとれないという意味でもマイナスです。しかし、起床時間が遅くなると体内時計もずれてしまいます。睡眠時間を基準に翌日の起床時間を調整するのではなく、中心はあくまでも体内時計に据えましょう。つまり、**寝不足でつらくても、できるだけ毎日同じ時間に起きること**が理想なのです。いつも六時か七時に起きている人であれば、メラトニンの分泌は八時から九時にはほとんどなくなっています。仮に昼頃まで寝ていても、眠りの質は低下しています。

朝の親時計のリセット時間が一時間ずれると、もともと人間のサーカディアンリズムが二四時間一一分であるため、一時間以上の時差ができてしまいます。第1章で「時差ぼけを一時間直すのに約一日かかる」と述べましたが、起床時間がずれても同じ状況となります。時差ぼけでも寝坊でも、体内時計のずれは、年をとればとるほど、修正に時間がかかるようになっていきます。

一日の徹夜の影響を、その日一日我慢して解消するか、数日間どんどんずらしていくか。この二択であれば、一日だけ寝不足を我慢するほうがマイナス要因は少ないのです。たとえ三時間しか寝ていなくてもいつもと同じ時間に起きる。同じ時間が無理だとしても遅くとも八時、九時ぐらいまでには起きて、朝の光を浴びる。そしてその日の夜はいつもより早く寝ることによって、リカバーすることをおすすめします。

また睡眠不足が続くとメラトニンが不足するので、**抗酸化作用がある野菜や果物を多めにとったり、ビタミンCやE、レスベラトロールなどの抗酸化サプリメントを利用したりする**といいでしょう。

私も「夜中の三時にアメリカとやりとりをしなければならない」といったことがあ

り、対策を講じています。寝られるときは一〇時ぐらいに寝てしまい、夜中の三時に起きてそのまま仕事をするのです。そしていつもの起床時間には意識的に朝の光を浴びて、いつもの時間に朝食をとるようにします。

仮眠する場合は、なるべく午前中に寝たほうが体内時計の乱れが小さいので、外来診療や会議、講義がないときは昼までの間に三〇分か一時間程度の睡眠をとって、トータルの睡眠時間をキープするようにしています。

睡眠不足は「週末の超早寝」で解消する

寝不足が続くと、「週末は一日寝ていよう」という人もいます。睡眠不足の負荷が積み重なり、それを取り戻そうとするのは自然なことです。寝不足が続かなくても、ウィークデイの疲れを癒すために寝だめするというのはよくあるパターンでしょう。

「睡眠の貯金」はできませんが、「寝不足という借金」は返済可能です。

「寝過ぎは身体によくない」という研究データがあることは第2章で述べたとおりで

すが、これまでいろいろな患者さんを診察してきた経験からいって、週末に一〇時間程度、まとめて寝て疲れをとるのは問題ないと思います。

ただ、その場合でも大事なのは、朝起きる時間を一定にして体内時計のリズムを崩さないということです。そこでおすすめするのが、**「週末に朝寝坊」するのではなく、「週末に超早寝をする」**という方法です。いつも夜の一二時に寝ているなら、九時ぐらいに寝てしまう。そして翌朝は、いつもどおりの七時に起きます。これでウィークデイの睡眠不足という「借金」が返せますし、疲労も回復します。体内時計もずれません。

朝食をどうしても食べられない人は？

朝食はバランスよく、量も多めにしっかりとったほうがいいのですが、「朝はどうしても食べたくない」という人はいます。前の夜、お酒を飲み過ぎて二日酔いということもあるでしょう。その際は、**「親時計と腹時計、子時計の最初のスイッチを入れ**

るために、最低限、何か口にする」という意識に切り替えてください。

果物とミルク、野菜ジュースとヨーグルトなどの組み合わせ。最悪、野菜ジュースかミルクだけでも、食べない、飲まないよりはいいでしょう。

朝食を抜いて昼食から一日の食事をスタートすると、体内時計のリズムがずれます。また、第1章でお話ししたように、体がエネルギーをためこむモードになってしまうので、太りやすい体になってしまいます。どうしても一食抜くのであれば、朝食は確保して、昼を抜くほうが、トータルで考えたときのマイナスが少なくなります。

食べ過ぎ、飲み過ぎの原因となる会食や飲み会は、一週間に二日以内ぐらいにしておいたほうがいいでしょう。

深夜まで夕食をとれないときはどうするか

三食きちんととることが理想ですが、難しいこともあります。その場合は、「昼食を食べ損ねた」という場合の被害が一番小さいといえます。朝食を確保すれば体内時計の大もとは最低限、確保されているので、一時的になら、朝、夕の二食になってしまっても、大きな問題はありません。ただし、**朝食から夕食までの時間が開き過ぎて一四時間以上たってしまうと、腹時計が勝って、親時計のリズムが崩れてしまう**おそれがあります。昼食をとれなかったときは、早めに夕食をとるようにしましょう。

問題は、朝と昼は食べたけれど、「忙しくて夕食を食べ損ね、深夜に何か食べたくなる」というケース。あるいは夕食が遅い時間にずれこむケースです。たとえば、非常に忙しくて何も食べずに残業し、会社を出るのが夜九時、一〇時を回ったらどうでしょう？　家に着いた頃にお腹が空いていて、高カロリーのものを食べたくなったら危険信号です。

時計遺伝子のところでもお話ししましたが、**夜の仕事が長引きそうなときは、その前後で分食する**のが理想です。夕方にサラダと主食（炭水化物）をとり、仕事後はサラダとおかず（たんぱく質）をとるという方法です。これによって時計遺伝子のリズムは保たれ、不健康な肥満も防ぐことができます。

もっとも、帰りがけにコンビニエンスストアに寄って食料を調達すると、朝の太陽に匹敵する強い光で親時計が狂い、メラトニン分泌が止まってしまうので要注意です。電車の中もかなり明るくなっていますので、帰宅が深夜になった場合は、部屋の明かりを薄暗くしておきましょう。

夕方に軽食をとり損ねたときも、深夜のドカ食いは厳禁です。炭水化物と脂肪は控えて、**消化のよい野菜とたんぱく質のおかずを、空腹を抑える程度**に、が基本です。

深夜帰宅でも三〇分で睡眠の質を高める法

深夜の帰宅であれば「一刻も早く寝なければ」と思うでしょうが、忙しいときはたいてい交感神経優位の状態が続いていて、相当にテンションが高くなっています。ベッドに入っても「疲れているのに寝つけない」ということもあるでしょう。

このようなとき、短時間で交感神経優位の状態をリセットして副交感神経の働きを高め、アンチエイジング・ホルモンの分泌を促す方法があります。**「軽い運動＋入浴＋呼吸法」の三点セット**です。

まず、三分程度、軽いスクワットをします。これで成長ホルモンの分泌が促されます。そのあと、一〇分だけ半身浴。そして寝る直前に副交感神経の働きを高める腹式呼吸を行います。これは、お腹を膨らませる感じで1、2、3、4とゆっくり空気を吸い、1、2、3、4、5、6と吸気の1・5倍の時間をかけてゆっくり息を吐く呼吸法です。

自律神経は自分の意思で動かすことができないと前にお話ししましたが、**唯一、意識的に整えられる方法**があります。それが、**横隔膜で呼吸をコントロールする方法、いわゆる腹式呼吸**です。

ふだん私たちは、肺を膨らませて息を吸っていますが、腹式呼吸では横隔膜を下げ、お腹を膨らませて息を吸い、お腹をへこませて息を吐きます。この息を吐くときに、胸腔内の圧センサーが働いて、副交感神経が優位になるのです。

この三点セットを行うのはトータルで三〇分もかかりませんが、これだけで、かなりよい状態で眠りにつくことができます。このように、できる範囲で睡眠の質が上がるような状況をつくることが、睡眠の量を確保できないときほど重要です。

イライラしたときにもおすすめ、ハーバード式呼吸法

ここでご紹介するのは最も簡単な呼吸法ですが、ハーバード大学医学部では、副交感神経に働きかけ、リラクゼーション効果を高めるプログラムとして、以下の四バージョンの腹式呼吸法を開発しました。

これは寝る前だけでなく、**日中、興奮・緊張したり、イライラしたりするなど、交感神経が働き過ぎているときにも適宜行う**ことをおすすめします。

【バージョン1】

①姿勢を楽にして座る。
②お腹と胸の動きに意識を向け、ゆっくり、深く呼吸する。
③おへその上に軽く手をのせ、息を吸うときに数センチお腹が膨らむようにする。
④息を吐くときにお腹が数センチへこむことを感じとり、そのとき胸が上がること

にも意識を向ける。

【バージョン2】

①深い腹式呼吸で以下を行う。

②息を吸ったら1カウント、吐いたらさらに1カウント減らしながら、10から0までカウントダウンして呼吸する。

③0に至るときにリラックスできていないと感じたら、もう一度繰り返す。

【バージョン3】

①深い腹式呼吸で以下を行う。

②1から4まで数えながら、息をゆっくり吸う。

③今度は1から6まで数えながら、息をゆっくり吐く。

④これを数回繰り返す。

【バージョン4】

①深い腹式呼吸で以下を行う。

②息をゆっくり吸ったら、2~3秒ほど息を止める。

③息をゆっくり吐いたら、2~3秒ほど息を止める。

④これを数回繰り返す。

運動がどうしてもできないときの、お腹へこまし呼吸法

「運動が大切なのはわかるけれど、運動する時間がない」という声もよく聞きます。アンチエイジングには運動が効果的とわかっていても、体を動かす習慣がない人は、なかなかできないということもあるでしょう。

まず、「運動する時間がない」というのは思いこみの部分も大きいことに気づきましょう。第4章でお話しする「無酸素運動と有酸素運動」のセットは、短時間で効果が上がる運動法です。

階段を使うだけでも（一階から五階まで歩いて上がる、自宅が二階建てなら五往復するぐらい）、無酸素運動のスクワットがわりになります。わざわざ川辺や公園でウォーキングをしなくても、通勤や買い物の前に、階段スクワットをして、その後、一五分ほど歩くだけでもいいのです。肝心なのは、習慣化することだと思います。

「それでも、運動はどうもダメです」という人におすすめしたいのが、お腹へこまし呼吸法です。先ほど、息を吸うときにお腹を膨らませ、息を吐くときにはお腹をへこませる腹式呼吸をご紹介しました。基本はこのスタイルで、まずお腹を膨らませると き思い切り膨らませます。そして**息を吐き出してお腹を思いきりへこませ、そのまま三〇秒間キープ**します。「ドローイング」と呼ばれることもありますが、これによって腹筋など、インナーマッスルを鍛えることができます。

お腹へこまし呼吸法を行うのは、仕事中でも、寝る前でも入浴後でもいつでもかまいません。タイミングを決めておくと習慣化しやすいはずです。特に事務仕事でパソコンにずっと向かっているような人は、ときどき呼吸法でおなかをへこませて姿勢を整えるだけで、だいぶ違ってきます。

海外旅行での時差ぼけを最小限にする法

時差のある海外に行くときにつきものの悩みは時差ぼけです。時差のある場所に移動した際に、心拍数や血圧は比較的すみやかに現地のリズムに順応すると考えられています。しかし、体温や自律神経のリズムはなかなか順応せず、一日一時間ぐらいしか調整できないという研究結果もあります。そうすると、時計遺伝子のもとに全身でそろっていた体内リズムがバラバラになります。その結果、疲れやすくなったり、ぼうっとしたり、頭痛がしたりするなどの、いわゆる時差ぼけ症状が出てしまうのです。せっかくの楽しい海外旅行も、時差ぼけでぼうっとしてしまっては台無しです。また、海外で仕事の場合は、到着後休む暇もなく活動しなくてはならないかもしれません。そんな人たちに有効な時計遺伝子的な研究結果はないのでしょうか?

実は最近、とても画期的な方法がわかってきました。それは、ハーバード大学での研究成果なのですが、**旅行先において朝食を食べる時間から逆算して、一六時間絶食**

する方法です。一六時間絶食すると、腹時計が視交叉上核の親時計に勝つので、**絶食後に食べた食事が朝食として認識され、全身の体内時計の時間がそろう**のです。

また、人の体内時計は二三〜二八時間の範囲で変化を許容できると考えられています。つまり、体内時計は遅らせるのは簡単だけれど、進ませるのは難しいということです。そのため、西方向より東方向に行く旅行のほうが、時差ぼけが厳しくなる傾向にあります。

何も対策をしないで八時間遅れのパリに行く場合、約四日で現地の時間に体内時計を合わせられますが、八時間進んだアメリカ西海岸では約七日間もかかることになります。さらに時間が進んだアメリカ東海岸に行くのは、一番時差ぼけが出やすいパターンといえます。

こういった時差ぼけを最小限に食い止めるために、ぜひ機内では機内食を食べず、水を飲むぐらいにしてみてください。これは私自身も実践している方法です。私の勤務先であるハーバード大学は、アメリカ東海岸のボストンにあります。ボストンに行ってすぐそのまま仕事というパターンがよくあるので、そんなときは**機内食を我慢**

して、現地に着いたときに向こうの時間で食事をとることで、体内時計を整え、スムーズに活動することができています。

第4章

脳・骨・肌・臓器を長持ちさせる

第3章では二四時間というタイムスパンで、老化を防ぎ健康長寿を実現する方法についてお話ししました。最後の章である第4章では、一〇年、二〇年という長いスパンで見た、アンチエイジングの方法についてお話ししたいと思います。

「寿命の回数券」テロメアを大事に使う

「はじめに」でも触れましたが、私の親友でハーバード大学教授のジャック・ショスタク博士は、テロメアの研究で二〇〇九年にノーベル賞を受賞しました。

テロメアとは寿命を決めるDNA、いってみれば「寿命の回数券」です。私たちの体をつくる細胞は、生まれたときに平均一万塩基の長さのテロメアを持っています。テロメアは毎年平均して約五〇塩基ずつ短くなり、約五〇〇〇塩基になると寿命が尽きてしまうと考えられています。

テロメアが短くなるのを遅らせることで、細胞の寿命を延ばすことができるわけですが、そのためにはどうしたらいいのでしょうか。

その答えは、第3章まででお話ししてきたとおり、時計遺伝子と長寿遺伝子を活かした生活をすることです。生活習慣が乱れると、テロメアの短くなるのが加速することがわかっています。不摂生の結果、どこかの臓器が病気になると、その臓器の細胞のテロメア短縮が進むおそれがあり、約五〇〇〇塩基まで短くなると、その臓器の寿命が尽きてしまいます。

正しい二四時間を過ごし、臓器の不得意分野をできるだけつくらないことで、テロメアの回数券を大切に使い、健康で長生きすることができます。

以下では全身の臓器の不得意分野をつくらず長持ちさせるコツについてお話ししていきます。

年齢による衰えはここまで自力で挽回できる

内臓や、体のさまざまな器官の働きは、年をとるとともに下降線をたどります。下降線にもいくつか種類があり、ある年代から急激に下がるタイプ、年とともになだらかに下がるタイプ、下がったことで大きな影響があるタイプとないタイプがあります。

メラトニンは二〇歳頃をピークにして以後減っていくこと、成長ホルモンも二〇歳でピークを迎え、四〇代になると二〇歳の頃の半分、六〇代になると四分の一になってしまうことは第1章ですでに述べました。ホルモンに限らず、臓器にもある年齢を境に衰えるものがあります。

たとえば、私のメイン研究テーマの一つである腎臓の血流量は、六五歳ぐらいまではなだらかに下がり、それ以降はより下がりやすくなります。このような変化は自覚しにくいものですが、腎臓に負担がかかる糖尿病の人や血圧が高めの人は、**六五歳を過ぎたら、腎機能の低下に、より気をつける必要があります。**

また、**肺活量は非常に衰えやすく、三〇代から四〇代半ばにかけておよそ二〇%低下します。**肺活量が減ってくると、ちょっとしたことで息切れしやすくなります。とはいえ、「身長が伸びるのがぴたりと止まる」という成長ホルモンほど、わかりやすい変化ではありません。

神経の機能や基礎代謝も、二〇歳頃をピークにして、以後はゆるやかに衰えていきます。神経の機能が衰えると、外界からの刺激に対して反応する速度が全般的に少しずつ鈍くなります。基礎代謝が落ちると、筋肉が衰えたり太りやすくなります。これも「ある日突然、反応が悪くなる、足が動かなくなる」という変化ではありません。わからないうちに下降しており、ふと気づいたら衰えていたというのが怖いところです。

老化のスピードは個人差が非常に大きいものです。老けるか老けないかは、体質、生活習慣、環境など、さまざまな因子で決定されます。遺伝子的にはまったく同じ体質の一卵性双生児でも、生活習慣と環境が違えばテロメア回数券の減り方が変わり、老化のスピードが変わってきます。

さらに、人の機能は、すべて同じスピードで衰えるわけではありませんし、衰えたときに挽回できるものとできないものがあります。

基礎代謝や肺活量は、運動や食事、時計遺伝子に合わせる生活習慣によって、老化をかなり挽回できます。ホルモンにしても、最大限に分泌させたり、効率的に活用したりすることによって、加齢による減少を補うことができます。

もちろん、どうやっても老化を防げない臓器もありますし、体質的に病気になりやすい部分もあります。そこで、「自分はどういう部分が弱いのか」を知り、注意しながらいたわっていくことが大切になります。たとえば、体質的に血圧が上がりやすいという弱点を知ったら、そうならない食生活を心がけるのです。このようにして、できる限り**「極端な不得意分野」をつくらないようにすることで、テロメア回数券の減少を食い止め、老化を自分でコントロールすることができる**のです。

心不全、脳卒中への恐怖の連鎖は血管の老化から始まる

老化を防ぐうえで、重要なウェイトを占めているのは血管です。**血管とはただの管ではなく、「全身にある臓器」というぐらい大切なもの**です。血管は内皮細胞と平滑筋でできており、交感神経が働くと収縮し、副交感神経が働くと拡張するという性質を持っています。大動脈・静脈、中動脈・静脈、小動脈・静脈、毛細血管と、全身に張りめぐらされており、栄養、酸素、酵素、ホルモンを運搬する大切な「経路」でも

あるのです。

血管が弾力や柔軟性を失うと、心筋梗塞や狭心症、脳血管障害、高血圧、動脈硬化といったさまざまな病気の原因となります。血管が老化した例としてわかりやすいものが動脈硬化。日本人の三大死因「がん、心臓病、脳卒中」のうち、がん以外の二つの原因ともなっています。

動脈硬化の始まりは、血管内にコレステロールや中性脂肪がたまってしまうこと。血管壁にはりついたコレステロールは、体内に入りこんだウイルスを食べる「マクロファージ」によって消化されるのですが、このマクロファージが血管の内皮細胞を傷つけることがあります。また、食べきれないほどコレステロールが増殖していると、マクロファージは食べるのを諦めて別の物質になって血管内に残留し、それが炎症のもととなります。さらに血管は、日々フリーラジカルの攻撃を受けています。

若い頃はＳＯＤという抗酸化物質がさかんにつくられているので、血管は「自前の酵素」で浄化され、コレステロールや中性脂肪もたまりにくくなっています。

最強の抗酸化物質であるメラトニンも、二〇歳の頃の分泌量は四〇代の倍です。

ところが、**加齢とともに抗酸化酵素もホルモンも減っていきます。その結果、脂質分が血液に残りやすくなり、フリーラジカルによるダメージも蓄積されて、血管が老化する**のです。加齢のほかに、運動不足やストレスも血中の脂質バランスを崩す原因となりますし、ニコチンやアルコールは血管の末梢に炎症を起こし、代謝を悪くします。

「メタボリック症候群」は、内臓脂肪の肥満によって生活習慣病になりやすい状態を指します。「メタボリックドミノ」という言葉を聞いたことがある人も多いでしょう。

肥満によって血液中のインスリンの働きが低下する→動脈硬化が進む→パタパタとドミノが倒れていくように高血糖、高血圧、高脂血症になる→最終的には心不全、脳卒中、認知症、失明、下肢切断などに進む。このようなおそろしい連鎖がメタボリックドミノです。

加齢は高血糖、高血圧、高脂血症、喫煙、肥満と並ぶ、「高血圧や動脈硬化のリスク要因」です。ただ、五〇代でも年齢より血管が若々しく血液の状態もいい人と、若くても高血圧で高脂血症の人とを比べれば、前者のほうが病気になるリスクは低いということになります。生活習慣によって、加齢以外の不利な要素を減らせば、アンチエイジングは十分に可能となるのです。

血管の老化を防ぐには、第3章でお話しした規則正しい生活習慣に加えて、**年齢とともに不足する抗酸化物質を、積極的に摂取する**ことが大切です。野菜や果物など、効果がある食べものはたくさんあります。鮭に含まれるアスタキサンチン、トマトに含まれるリコピン、赤ワインに含まれるレスベラトロールは長寿遺伝子を刺激するうえに、抗酸化作用もあります。

年をとるとなぜ脳の働きが悪くなるのか

脳には何百億という神経細胞が集まっています。神経細胞が神経線維を伸ばして神経回路をつくり、連係することで脳は機能しています。神経回路の中心を構成しているのがシナプス。脳の情報処理機能をつかさどる一番重要な部分です。

神経線維を伝わってくる電気信号状態の情報は、シナプスから放出されるアセチルコリンなどの神経伝達物質にメッセージを載せます。すると電気信号状態だった情報が化学物質に変換され、次の神経へと伝わっていきます。このようなシナプスを中心にした情報伝達が、何百億と同時に行われているのが脳というコンピュータの営みなのです。

脳のピークは一〇代とも二〇代ともいわれています。脳神経細胞の数は年齢とともに減ってくると考えられています。これが脳の生理的老化です。

シナプスや神経細胞の機能自体も、加齢とともに衰えていきます。年をとったマウスの脳を調べるとシナプスの数が減っており、残ったシナプスも神経伝達物質の出が悪くなっています。脳神経系の機能低下は、記憶力や反射神経の衰えにつながります。

最近注目されているのは、「加齢とともに脳の情報処理速度が遅くなっていく」という説です。自覚できないほどわずかずつですが、**日常の動作、思考、感情の動きが遅くなるために、年をとると一日の時間が短く感じられ、「一年なんてあっという間」になる**という考え方です。この論に従えば、子どもの頃、一日一日が非常に長く感じられるのは、「出来事に対する脳の処理速度が早いからだ」となります。まだ研究途上の説ですが、このメカニズムが解明されれば、脳の老化を遅らせる新たな方法が見つかるかもしれません。

脳の病的な老化は、動脈硬化などで血管が詰まってしまうことで起こります。血管が詰まると血液不足になり、血液に含まれる糖などの栄養、ホルモン、酸素などが運ばれなくなります。神経細胞だけ取り出して低酸素状態にする実験をすると、すぐにその細胞は死んでしまいます。それほど**脳にとって酸素は大切**なのです。

太い血管が詰まると脳梗塞のような病気になりますが、五〇〜六〇代になると、特に症状が出なくても、局所的に、脳の細い血管が詰まってしまっていることがあります。詰まった血管の先の神経細胞が死んでしまうとシナプスなどが脱落し、情報の連係がとれなくなります。「何百億分の一の細胞の死」なので、脳全体に対する大きな影響はありませんが、**「とっさに固有名詞が出てこない」「漢字が読めるけれど書けない」「ど忘れ」というのは、こうした微小な毛細血管の梗塞が原因**の一つです。

脳の機能は何歳になっても鍛えられる

今すでにわかっている脳の老化を遅らせる方法は、脳にもともと備わっているメンテナンス機能を、トレーニングによって強化することです。

コンピュータと脳の大きな違いは、故障したとき、自動的に補修する機能が備わっているか否かです。脳には断絶した神経線維を伸ばしたり、減ってしまったシナプスを増やしたりする機能があり、**この機能は使えば使うほど強化されます。**すなわち、**何歳になってもトレーニング次第で鍛えられるという意味で、筋肉と脳の老化はコントロールできる**のです。

こうした話をすると、「脳トレ」「脳を鍛える」といわれるゲームやドリルなどをイメージする人が多いと思います。こうしたトレーニングの効果は否定しませんが、DSなどのゲーム機やスマホ、パソコンの画面で行うと、**ブルーライトや電磁波の刺激で視力低下や体内時計の乱れを招くというデメリット**をともないます。

　また、「脳を鍛えるなら頭を使うことが大事だ」と思いがちですが、脳は全身をコントロールしています。ゲームやドリルは脳に特化したトレーニングですが、**本当に脳を鍛えるなら、全身と脳の両方を使ったインプットとアウトプットの繰り返しが、より効果的**です。

　たとえば、**料理**は、脳が五感からインプットした情報を処理し、手を使ってアウトプットするという繰り返しです。

手で文字を書いたり、声を出して話したりすることは、非常に重要なトレーニングです。人間は二足歩行になってからは、脳の中の「手でものを操るための情報処理機能」を発達させ、言葉を話すようになってからは、思考という「言葉による情報処理機能」を発達させてきました。ＩＴ化が進み過ぎて手や口を使わなくなると、人間が何万年もかけてせっかく進化させた機能が衰える可能性が出てきます。

　さらに、脳を鍛えるためには、**わからないことがあってもすぐにコンピュータで検索したりせず、考えて思い出すことも大切**です。そのプロセスが神経をリンクさせ、シナプスをつなげる訓練になります。

脳の生理的な老化が進んでからではなく、余力がある若い頃から鍛えておけば、将来の「貯金」になります。脳の機能が年齢によってどの程度衰えるかは完全に明らかにされていませんが、人間の多くの機能は二〇代でピークを迎え、四〇代で半分に、六〇代で四分の一になります。今の年齢が四〇代であればそこをピークとして考え、「あと二〇年で今の半分になる。今のうちに貯金しておこう」という意識を持つといいでしょう。

脳の老化は、最初は自覚なしに進んでいきます。だからこそ、「自然に衰えていくものだ」という認識を早くから持ち、意識して補っていくかいかないかで、将来の結果が大きく変わってきます。

睡眠不足、飲み過ぎ、たばこは脳の大敵

脳の病的な老化をいかに食い止めるかも非常に重要で、それにはやはり生活スタイルを整えることが一番です。まずは血管と血液の老化を食い止めること。動脈硬化に

ついてはすでにお話ししたので割愛しますが、健康な血流が認知症や脳血管系の病気を防ぎます。

「脳のエネルギーとして糖分が必要だ」と甘いものを食べる人もいますが、食べ過ぎて血液、血管にトラブルが起きては逆効果です。

脳はほかの臓器に比べて大量のエネルギーと酸素を必要としますが、それを運ぶのは血液です。「EPA（エイコサペンタエン酸）が含まれた青魚が脳にいい」というのは、まさにこの考え方に即しています。EPAの作用は血流改善であり、間接的に脳を活性化する方法なのです。

飲酒、喫煙の習慣も、脳の病的な老化を加速します。実際は飲んだお酒がそのままアルコールとして脳に運ばれるわけではなく、肝臓で代謝された物質が運ばれているので、「一杯飲むたびに脳細胞が○○個消える」というわけではありません。しかし、一日二合以上の飲酒は脳萎縮のリスク因子であることが明らかになっています。約一〇年早く脳萎縮を引き起こしうるという研究結果もあります。

ストレスも非常に脳に悪いので、「お酒が何よりのストレス発散だ」という人は、無理をしてやめるよりは上手につき合うほうが、総合的に見て脳のためになります。喫煙もストレス発散法の一つといわれますが、たばこはフリーラジカルを増やすうえに血管を収縮させます。そのデメリットは、ストレス発散のメリットをはるかに上回るので、多少無理をしてでも禁煙はすべきだと私は考えます。

睡眠不足も脳の大敵です。最近の研究で、四時間睡眠が三日続くと、確実に血圧と血糖値が上がってくることがわかりました。つまり、睡眠不足が続くと、血液や血管にダメージを与えてしまうことになります。

短い睡眠時間では、脳をメンテナンスする時間もとれません。ノンレム睡眠を促して脳を眠らせ、機能をメンテナンスするホルモン「プロスタグランジンD_2」も出ませんし、働きません。

また第3章でもお話ししたように、寝る前にアルコールを飲むと、よく眠れたような気がしても、実際は浅いレム睡眠ばかりになってしまい、実質的には睡眠不足と同じです。

脳の病的な老化には、このようなちょっとした生活習慣の差が大きく影響します。

七〇歳になっても筋肉は増やせる

筋肉のピークもやはり二〇代。運動をして負荷をかけないと徐々に衰えていきます。個人差はありますが、筋肉量は四〇歳から年に〇・五%ずつ減少、六五歳以降では減少率が大きくなり、八〇歳までにはピーク時の三〇~四〇%まで減ります。ももの前側にある大腿四頭筋《だいたいしとうきん》を調べたところ、「三〇代で徐々に下がっていき、四〇代を過ぎるとがくんと落ちる」というデータもあります。

筋肉には「赤筋」と「白筋」の二タイプがあります。収縮が遅いことから「遅筋」と呼ばれる赤筋は、ずっと立っている、座っているなどの身体の維持に使われます。体幹に多くあり、「コアマッスル」「インナーマッスル」と呼ばれるのも赤筋。ウォーキングなどのゆったりとした有酸素運動で増強します。

一方、収縮が早いことから「速筋」と呼ばれる白筋は、運動したり、瞬発力を発揮したりするもので、走ったり、重いものを持ち上げたりするときに使われます。手足に多くあり、筋トレなどの無酸素運動で増強します。

基礎代謝の六、七割は筋肉で行われており、筋肉の七割を占めるのが足の筋肉です。つまり、**基礎エネルギーの四〇～五〇％を使っているのは足の筋肉**なのです。足の筋肉の多くは白筋です。年をとっても赤筋の量はさほど変わりませんが、白筋は加齢とともに落ちていきます。

嬉しいことに、**筋肉は何歳になってもトレーニングで増やすことができます。** ハーバード大学で七〇代の高齢者を集めて筋トレをしたところ、筋肉量が増えたという研究結果が出ています。筋肉を鍛えれば骨量の増加も促され、関節の衰えがカバーされ、転倒などの危険が減ります。また筋肉量が増えれば基礎代謝が上がり、太りにくくなります。加齢で機能が衰えても、努力さえすればいくらでも若々しさを取り戻せるのが筋肉なのです。

長寿遺伝子と時計遺伝子をONにし、成長ホルモンを分泌させるスイッチになるのは「ちょっときつめの運動」だとお話ししましたが、筋トレなどの無酸素運動はこれにあたります。

また、**「ちょっときつめの運動」は脳にもいい**ことがわかってきました。運動によって分泌された成長ホルモンは肝臓でIGF-1（インスリン様成長因子―1）という物質に変換され、脳の中の神経細胞に働きかけてBDNF（脳由来神経栄養因子）という物質を増やします。この物質は「記憶の中枢」といわれる海馬を刺激して細胞を増やすので、記憶力や学習能力が向上します。運動はまさに「いいことずくめ」なのです。

時間がない人は「筋トレ五分＋ウォーキング一五分」

筋トレが苦手な人もいるでしょうし、「忙しくて運動する時間がない」など、人それぞれ嗜好や生活スタイルがあると思います。大切なのは、**無理をせずに毎日継続し、習慣化すること**です。三タイプの人に向けて、筋肉を減らさないための、おすすめの運動法を書いておきます。

【タイプ①　運動が好きで、時間もある人】

「心拍数が通常より二、三割上がる」ぐらいを目安に、一日一五分程度の筋トレをするといいでしょう。第3章でお話ししたように、夕食前後は心肺機能や筋肉の力が高まっているので、アスリートや本格的に運動をしたい人はこの時間帯を選ぶと怪我や故障をしにくく、好成績が出る可能性が高まります。

ただし、**一般の人の場合は、できるだけ激しい運動は避け、あくまで「ちょっときつい」が基本**です。激しい運動をすると、それにともなってフリーラジカルの放出量も増えるので、害のほうが大きくなってしまいます。

その点、スロートレーニングだと負荷が少なくなります。スロートレーニングは筋肉の緊張をゆっくり保ったまま行う軽い負荷運動です。その間に乳酸がたまるため、実際より激しめの運動をしたと体は思いこみ、その信号が脳に送られ、筋肉を修復するために、成長ホルモンの分泌が促されるというメカニズムです。

どうしてもたくさん運動したい場合は、抗酸化作用のあるビタミンCとEなどのサプリメントをとりましょう。

「がっちりと筋肉をつけたい」というのであれば、プロテインなどのたんぱく質をとるとき、カルシウムも一緒にとるとより効果的です。もっとも私の考えでは、ボディビルダーのような筋肉をつけたい人以外は、プロテインをとる必要はありません。

【タイプ②　運動が嫌いだが、時間はある人】

体を動かす習慣がなく、「筋トレなんてとんでもない！」という人は、まずはゆったりとウォーキングをしましょう。**一日八〇〇〇歩歩けば、加齢による筋肉量の低下を挽回できます。**逆に「毎日、二〇〇〇歩か三〇〇〇歩しか歩かない」という人は、なんらかの対策をとらないと危険です。特に「骨が不得意分野」である女性の場合、リスクが相当高まります。

運動をしないと年をとってから、関節が硬くなる→無理な力が入って膝の関節を痛める→関節痛でもっと運動しなくなり、筋肉が落ちる→そのぶん脂肪が増え基礎代謝が落ちて太る→体重増加で負担がかかってさらに関節が痛くなり、さらに運動しなくなる――。このような悪循環にもなります。

一日八〇〇〇歩に加えて、もう一つのポイントは、一回三〇分以上ということです。筋トレなどで「筋肉を鍛える」とは、「動かすことで筋肉の中の筋繊維に傷をつける→成長ホルモンが分泌され、筋肉周辺のサテライト細胞と連動して修復作業をする→筋繊維が以前より太くなる」という仕組みです。

ウォーキングは赤筋を鍛える有酸素運動ですが、赤筋は筋肉が柔らかく、筋肉内の血管数が多いため傷つきにくくできています。白筋もゆったり快適な有酸素運動ではそう傷つかないので、成長ホルモンを分泌するまでに至りません。ところが**三〇分以上歩くと身体の中のエネルギーの使い方が変わり、成長ホルモンがONになります。**

これにより、白筋も鍛えられるようになるのです。

【タイプ③　運動の好き嫌いにかかわらず、時間がない人】

私自身も、思うように時間がとれない一人です。現代人に多いこのタイプは、運動を効率化しましょう。おすすめしたいのは**「無酸素運動五分＋有酸素運動一五分」**を**一セット**とするやりかたです。五分の筋トレは、腹筋運動でも腕立て伏せでもスクワットでも、「少しきつい」と感じるぐらいなら、なんでもかまいません。その後の一五分の有酸素運動はウォーキングや軽いジョギングなど。

「筋トレ＋ウォーキング」の根拠はシンプルなものです。五分ぐらい筋トレなどの無酸素運動をすると、成長ホルモンが分泌されます。成長ホルモンは脂肪を脂肪酸とグリセロールに分解するのですが、放っておくとまた脂肪になってしまいます。そこで、筋トレでいったん分解された脂肪を、一五分程度のウォーキングをすることで燃焼させるという理屈です。この方法を継続すれば、**脂肪が減って筋肉量が増え、基礎代謝が上がって太りにくくなります。**

たとえば、家で五分間、腹筋をしてから歩いて買い物に出かける。社のデスク脇で五分間のスクワットをしてから電車に乗り、一五分ウォーキングをしながら帰宅するなど、このセットなら、スキマ時間に組みこむことができます。有酸素運動は、筋トレ直後にしなくとも、数時間以内であれば効果があると考えられています。

筋肉は、いったん壊れて新しくつくりだされるまでに、四八〜七二時間かかります。つまり、毎日腕立て伏せをやっていると、腕の筋肉が修復されないうちに、新たに負荷をかけることになるので、逆効果ということです。そこで、筋肉修復のサイクルに合わせて、**三種類の筋トレをローテーションさせる**ことをおすすめします。たとえば次のような三パターンの組み合わせです。

A：上半身の日（腕立て伏せ＋ウォーキングの日）
B：腹部と背中の日（腹筋、背筋トレーニング＋ウォーキングの日）
C：下半身の日（スクワット＋ウォーキングの日）

「月曜日はA、火曜日はB、水曜日はCで木曜日はまたA」というように、日替わりで回していくのです。実際に私の患者さんにも試してもらい、効果が出ています。

成長ホルモンが使われるのは睡眠中なので、**眠る三～五時間前ぐらいに運動するとよりいい**でしょう。ただし、第3章でもお話ししたように、夜の寝つきが悪い人は昼間に運動するなど、各自の事情に合わせて調整しましょう。

女性は四〇歳を過ぎたら骨粗しょう症対策を

骨の老化のわかりやすい指標になるのは骨密度です。骨密度とは単位体積あたりの骨量のことです。骨量は、コラーゲンなどのたんぱく質とカルシウムなどのミネラルで決まります。男女とも二〇歳ぐらいまでは骨密度が上昇していきます。統計的には男性のほうが骨量が多くなっています。

骨量は成人以降、年齢とともにゆるやかに下降していきますが、性別による差もあります。老化にともなって骨密度が低下し、骨がもろくなったり変形したりするのが骨粗しょう症です。

男性の場合、八〇代ぐらいまでは気にする必要はありませんが、女性は二〇年ほど早く老化が進みます。これは性ホルモンによるものです。

骨も新陳代謝を繰り返しており、およそ五年で入れ替わるといわれています。それが「骨吸収」と「骨形成」のバランスです。古い骨は破骨細胞によって溶かされ、カルシウムとして血液中に「骨吸収」されます。古い骨がなくなると、今度は骨芽細胞が、コラーゲン、リン、カルシウムを使って新しく「骨形成」します。

男性ホルモンと呼ばれるテストステロンには強い骨形成作用があるので、男性はもともと骨量が多いのです。一方、女性ホルモンと呼ばれるエストロゲンには、破骨細胞を抑制して骨芽細胞を活性化する働きがあります。女性はテストステロンが少ないぶん、たっぷりとあるエストロゲンで補っています。

ところが更年期以降はエストロゲンの分泌量が急激に減り、骨吸収が抑制されなくなります。そこで骨粗しょう症のリスクが急激に高まるのです。一般に「最大骨量の七〇%ぐらいまで下がると骨粗しょう症になりやすくなる」とされており、そう考えると、**七〇歳ぐらいの女性の五〇%以上は骨粗しょう症のリスクがある**ことになります。

女性の体は「骨が不得意分野」というメカニズムになっていることを理解し、できるだけ早い段階から対応していくことが重要です。**閉経をはさんだ、四〇代後半からの変化の一〇年間をどう過ごすかで、骨の老化の進行は大きく変わります。**

男性の場合、テストステロンはなだらかに減少し、だいたい八〇代で骨粗しょう症のリスクが高まります。男性はまた、テストステロンを代謝してエストロゲンに変化させ、骨芽細胞を活性化していますが、そのための酵素も同様に減っていきます。

骨のアンチエイジングについても、役に立つのは「睡眠、食事、運動」という三点セットです。女性の場合、「注射でエストロゲンを補う」という方法もありますが、ほかのバランスが崩れて婦人科系のがんが増えるリスクをともなうので、飛びつくのは早計です。

「骨のためにはカルシウムだ！」ということはよく知られていますが、**たんぱく質も一緒にとらないと効果がない**ことを知っておきましょう。

年をとるとなぜ肌は乾いて硬くなるのか

皮膚のアンチエイジングというと美容の話だととらえられがちです。若い世代は別として、「肌の手入れは女性がするもの」という考えも根強くあります。しかし、**皮膚とは「外の世界と接触している臓器」**です。皮膚は臓器、筋肉、骨や血管などを外界の刺激から守っています。

肺は呼吸によって外の世界と接触しているので、たばこや汚染された空気の害を受けやすく、胃は食事によって外の世界と接触しているので、辛いものや熱いものの刺激を受けます。皮膚は全面が外の世界と接触しているので、日光による紫外線や酸素の影響を受けやすい臓器です。肺、胃、そして皮膚は、外部の要因による病的な老化のリスクが高い臓器といえるでしょう。

皮膚は「表皮」と「真皮」の二層構造でできています。表皮の一番上には「角質層」、一番下には「基底細胞層」があります。「表皮」の下に「真皮」があります。

表皮の基底細胞層でつくられた新しい表皮細胞は、平均すると二八日間で一番上に上がって角質層になり、一四日程度で剝がれ落ちます。このサイクルが「肌のターンオーバー」です。成長ホルモンの分泌量が減るにつれ、サイクルは長くなります。**細胞分裂速度を顕微鏡で観察すると、六〇代は二〇代のスピードの半分。**角質層が入れ替わるターンオーバーの期間も、二八日より長くなるということです。

老化によってターンオーバーのサイクルが長くなると、角質層が分厚くなったり不均等になったりします。**「細胞間脂質」という油分も減少**し、特に四〇～五〇代になるとごわつき、かさつきが感じられるようになります。六五歳を過ぎると九割近くの人に、皮膚の細胞機能の低下で起こる「老人性乾皮症」が見られます。

表皮を支えているのが真皮です。真皮の七〇％は「コラーゲン」で、網目状に交差しています。交差部分でコラーゲンを束ねているのが「エラスチン」という弾性線維。真皮の二〜四％に過ぎませんが、肌のはりや弾力性の大きな要素です。

真皮の構造を簡単にいうと、コラーゲンとエラスチンでできた伸び縮みするネットのすきまを、ヒアルロン酸として知られる「ムコ多糖」と、それらを生みだす線維芽細胞が満たし、毛細血管が全体に張りめぐらされているというイメージです。

年をとることで、真皮も衰えます。**ホルモンの減少によって、コラーゲンやエラスチンがフリーラジカルから受けるダメージをカバーしきれなくなる**のです。ムコ多糖も年とともに減少します。これらはいずれも生理的な老化であり、いってみれば「老化のナチュラルコース」です。

しみ、しわ、たるみ、すべての元凶は紫外線

皮膚の老化のうち病的なものは、**紫外線を浴びることで発生したフリーラジカルが引き起こす「光老化」**です。紫外線への防御反応として、表皮の基底細胞層にある「メラノサイト」はメラニン色素をつくりだし、それが基底細胞を覆い、皮膚を紫外線から守る働きをします。通常、メラニン色素は肌のターンオーバーとともに上層へと移動して、肌の組織から離れますが、ターンオーバーされずに表皮に残るとしみになります。

若いうちは、ターンオーバーがスムーズですが、年齢とともに、基底細胞やメラノサイトの機能異常が起こり、表皮のターンオーバーが滞ったり、必要以上にメラニン色素をつくりだしたりするようになり、それがしみへと変わっていきます。これが「昔の日焼けでできたしみが、年とともにだんだん表面に出てくる」ということです。**紫外線を多く浴びると、しみができるサイクルは加速されます。**

また、サンバーン現象といって、紫外線を浴びてやけどのような炎症が起きることでも、表皮のフリーラジカルは増えます。炎症が起きて壊れた部分を補うことが繰り返されると、だんだん細胞が繊維化して硬くなってきます。これも光老化の一つです。**紫外線は真皮にも影響を及ぼします。**紫外線で生じるフリーラジカルと、大気中に約二一％の濃度で存在している「環境因子酸素」から生じるフリーラジカルによって、コラーゲンの量が減ります。さらに網目状になっていたコラーゲンとコラーゲンがくっついてしまい、柔軟性と伸縮性が失われていきます。これが、たるみとしわです。コラーゲンを束ねて弾力性を保っているエラスチンをつくる細胞も、フリーラジカルや加齢の影響で機能低下していきます。

「ホルモン・メソッド」で肌の老化を食い止める

若々しい肌をできるだけ維持するためのポイントは二つあります。

一つ目は、**「できる限り紫外線を避けること」。**日焼け止めや帽子は一定の効果がありますが、万全とはいえません。

そこで二つ目の「ホルモン・メソッド」が大切になってきます。メラトニンや成長ホルモンなどのホルモンは、いってみれば自前の高級美容液です。「ホルモン・メソッド」とは、**加齢で少なくなるホルモンの分泌を促し、最大限に有効活用する方法**です。それには、「原材料・道具・経路・時間」という四点セットが必要です。

ホルモンが有効に働くための仕組みについては、これまでもお話ししてきましたが、皮膚とホルモンの関係について、あらためてお話ししましょう。

まずは、**ホルモンの「原材料」となる栄養を、バランスよく食事でとる**ことが大事です。アンチエイジング化粧品はたくさんありますが、コラーゲンは皮膚に塗っても吸収されません。一定の効果が期待できる成分も、食べものほどには効きません。

次に、**ホルモンという「道具」を運搬する「経路」である血管を整える**ことが大事です。肌を修復する役割を担うメラトニンや成長ホルモンがたっぷり分泌される夜の時間帯に末梢の毛細血管をしっかりと開いておけば、メラトニンも成長ホルモンも肌のすみずみまで行き届きます。そのためには、運動、食事、規則正しい生活で時計遺伝子をきちんと働かせること、入浴などによって副交感神経を優位にして良質の睡眠をとることが大切です。

ただし、いくら「道具」と「経路」があっても、メンテナンス作業にかかる「時間」を確保しなければ作業ができません。**皮膚が十分に修復・再生されるのに必要なだけの睡眠時間をしっかりとる**ことが大切です。

最後に一つ付け加えると、昼間に大量の紫外線を浴びるとフリーラジカルが充満した状態になり、ホルモンの夜間メンテナンス作業が邪魔されてしまいます。やはり、複合的に生活に気を配ることが、皮膚の老化を食い止めるベストの方法ということです。

おわりに〜情報が多過ぎて困っている人へ

理想の二四時間が送れないどころか生活がめちゃくちゃになっている。

太り気味だし、健康に不安がある。

加齢で体が変化してきたし、見た目も気になる。

そうしたとき、「元気でいるにはどうしたらいいか？」という迷いが生じて、健康に関する情報を集める人はたくさんいます。また、集めようとしなくても、今は、ありとあらゆる情報が、目や耳に入ってくる時代です。

そして**「〇〇が体にいい」「〇〇は悪い」といった情報の多くは、「一〇〇％正しいわけではないが、一〇〇％間違っているわけでもない」**というのが最も正確です。

たとえば、カロリー制限の効果について解明されてきたのはこの数十年ですから、カロリー制限によって寿命を全うした人間のデータはまだありません。

長寿遺伝子の存在がわかったのは、たった一〇年前の話です。マウスにも線虫にも人間と同じ遺伝子があり、その遺伝子をONにすると寿命が延びることはマウスレベルでわかっているので、人も同じだという可能性があるのは確かだと思います。

ただし、遺伝子のような研究途上の話にしても、自律神経やホルモンなどのはっきりと解明されている話にしても、基本的な仕組みを大まかに把握しておくことはとても重要です。

人間の体は複雑です。その複雑なところをわかりやすく説明するのは、医療に携わる私たちの責任です。この本でも工夫して説明したつもりですが、それでもまだ難しいと思うところがあるかもしれません。ただ、老化とアンチエイジングの基本的な考え方については、インプットしていただけたのではないでしょうか。

こんなことを書くのは、次々と出てくる刺激的かつ断片的な情報に踊らされて、**健康長寿に役立つどころか効果がない、下手をすれば健康を損なうやり方が蔓延し過ぎているため**です。

たとえば「〇〇という食べものが〇〇に効く」といっても、その成分が体にもたらす全体的な影響を知らずにやたらにとると、アレルギーになるなど体にダメージを与えることもあります。現にテレビなどでそうした情報が放映されると「○○を食べたい」といってくる患者さんがたくさんいます。しかし、その食品はその患者さんの病状を悪化させるものだというケースもあるので、臨床医としては危うさを感じます。

また、「○○ホルモンを出すといい」といっても出すだけでは意味がなく、それをどうやって働かせるか、そのためにはどうすればいいかも知らなければ効果は期待できません。大切なのは、この本で何度もお話ししてきたとおり、**仕組みと使い方を知り、マネジメントしていくこと**なのです。

マスコミで紹介される流行の健康術のほとんどは、源流となる最新の研究があって、多くは英語の論文として発表されています。私自身も論文を発表し、ほかの研究者が発表した論文の多くをオリジナルで読んでいるわけですが、日本の場合はその文献をだれかが翻訳します。訳した情報を医療関係者や治療に携わる人がその人なりに理解して、本にしたり、テレビで発表したりして広めます。

このプロセスには「伝言ゲーム」のような危険があります。文献を訳す段階で間違いが生じたり、間違って解釈したり、また聞きの情報を断片的に取り入れて自己流にアレンジしたものを紹介するというケースもあり、事実が正しく伝えられないことがあります。

また、源流となる研究をちゃんと理解していても、一般の人に伝える段階で、わかりやすさや目新しさを追求するあまり、表面的なところだけ強調し、その結果、事実とずれが生じてしまうこともあります。その危うさも、リスクマネジメントの意味でみなさんに知っておいていただきたいと思います。

「プロでないからわからない」と投げ出すのではなく、一人一人が**「すべて自分の体に返ってくる」という責任の下で、できるだけ全体像を理解しながら情報を取捨選択する**こと。事実と根拠に基づいた健康法を、正しい方法で実践すること。

これが健康長寿の実現のためには重要だと私は考えているのです。

本書でお話ししてきたことをみなさんが生活に取り入れ、正しい知識を持って「クオリティ・オブ・ライフが保たれた時間」を延ばしていくお役に立てれば、何よりの喜びです。

最後に、今回の出版を応援してくださったGMOインターネット株式会社の熊谷正寿代表取締役会長兼社長・グループ代表、ならびに株式会社幻冬舎の見城徹代表取締役社長、温かい励ましと適切なアドバイスをもって本の編集にあたってくださった幻冬舎第一編集局の小木田順子さん、ライターの青木由美子さんに、心からの感謝を捧げます。

二〇一三年初夏

根来秀行

〈著者プロフィール〉

根来秀行（ねごろひでゆき）

東京都生まれ。医師、医学博士。東京大学大学院医学系研究科内科学専攻博士課程修了。東京大学医学部第二内科・腎臓内分泌内科・保健センター講師などを経て、現在、ハーバード大学医学部客員教授、パリ大学医学部客員教授、事業構想大学院大学理事・教授。日本抗加齢医学会評議員、米国抗加齢医学会日本学術顧問、臨床ゲノム医療学会理事、日本内科学会総合内科専門医。

専門は内科学、腎臓病学、抗加齢医学、遺伝子治療、長寿遺伝子、時計遺伝子、睡眠医学など多岐にわたり、最先端の臨床・研究・医学教育の分野で国際的に活躍中。

東京海上日動顧問、電通顧問、GMOインターネット特別顧問などとして、ビジネスパーソンのヘルスケアに携わるほか、国内外のトップアスリートのアドバイザーも務める。

著書に『身体革命 ― 世界最先端のアンチエイジングの法則』『眠っているうちに病気にならない体をつくる本』（共に角川マガジンズ）などがある。

老けない、太らない、病気にならない
24時間の過ごし方

2013年6月25日　第1刷発行

著　者　根来秀行
発行人　見城 徹

発行所　株式会社 幻冬舎
〒151-0051　東京都渋谷区千駄ヶ谷4-9-7

電話　03(5411)6211(編集)
03(5411)6222(営業)
振替00120-8-767643
印刷・製本所:株式会社 光邦

検印廃止

Printed in Japan
ISBN978-4-344-02411-3　C0095
幻冬舎ホームページアドレス　http://www.gentosha.co.jp/

この本に関するご意見・ご感想をメールでお寄せいただく場合は、
comment@gentosha.co.jpまで。